心と体のもやもやがスーッと消える食事術

工藤孝文
Takafumi Kudo

文藝春秋

食事法の本というと、あれは駄目だこれは駄目だ、
と制限ばかりが列挙されると思ったみなさまへ。
この本はいたってシンプルです。

- 基本的に何を食べてもOKです。
- 分量のルールはありません。
- 何かを我慢して取り組む必要は一切ありません。

「〇〇〇しなさい」という強制は何もないのに、
「もやもやした」心身の不調をスーッと消すことができます。
じつは、不調を抱えた方のほとんどが次の6タイプに分けられます。

A
頭イタイタ型

B
肩ガチガチ・首ロック型

C
胸バクバク痛む型

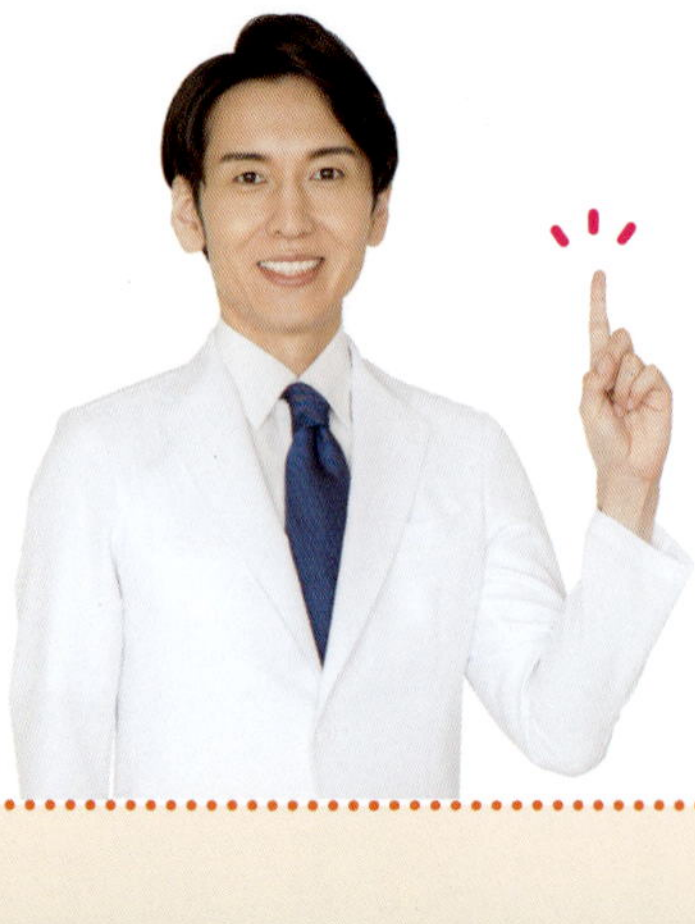

- D 喉ツッカエ型
- E 目グルグル or 耳キーン型
- X 下痢ピー型

どれも病院ではっきりした診断名がつきにくく、西洋薬で改善しにくいのですが、該当する症状が、そのままあなたの心身のタイプ（体癖）です。

複数にあてはまると感じる方は、一番強く感じる症状で選んでください。

ご自身のタイプをきちんと理解すると、次のような体験があなたにも起こります。


「制限は何もないのに、気づいたら食行動が変わっていた！」

「自分にぴったり合った食事法に出会えたら、みるみる不調が消えた」

「やせて健康になった上、食事が以前の何倍も楽しくなった」


さあ、そんな魔法のような食事のはじまりです！

A
頭イタイタ型

イライラ
ストレス
不安障害

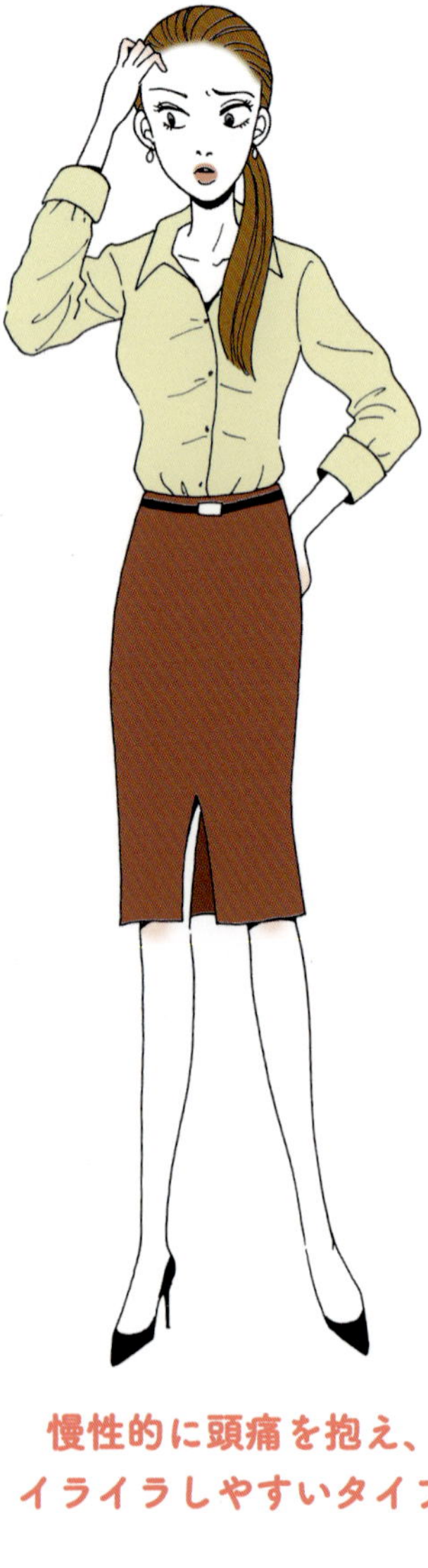

慢性的に頭痛を抱え、
イライラしやすいタイプ

症状

・体の冷え（手足、内臓など）
・胸焼けしやすい、しゃっくりがよく出る
・光や音に敏感

行動

・些細なことにイライラして、怒りっぽい
・肩や首あたりがこり、よくストレッチしている
・仕事が早くテキパキしている
・人の目を見て話さない
・早歩き、早口

性格・気質的傾向

・度胸があり、決断力がある
・疑い深く、他人と距離を置きがち
・独断的、自分の意見を曲げない
・気難しそうで、少し近寄りがたい雰囲気

漢方

31番 呉茱萸湯《ごしゆゆとう》　1番 葛根湯《かつこんとう》
124番 川芎茶調散《せんきゅうちゃちょうさん》　17番 五苓散《ごれいさん》

推奨の食べ物

きゅうり、アーモンド、イワシ缶 or サバ缶の生姜煮、ほうれん草と卵の炒めもの、ほうれん草のごま和え、ニラレバ炒め、鮭の牛乳煮　など

B

肩ガチガチ・首ロック型

不安神経症
VDT症候群

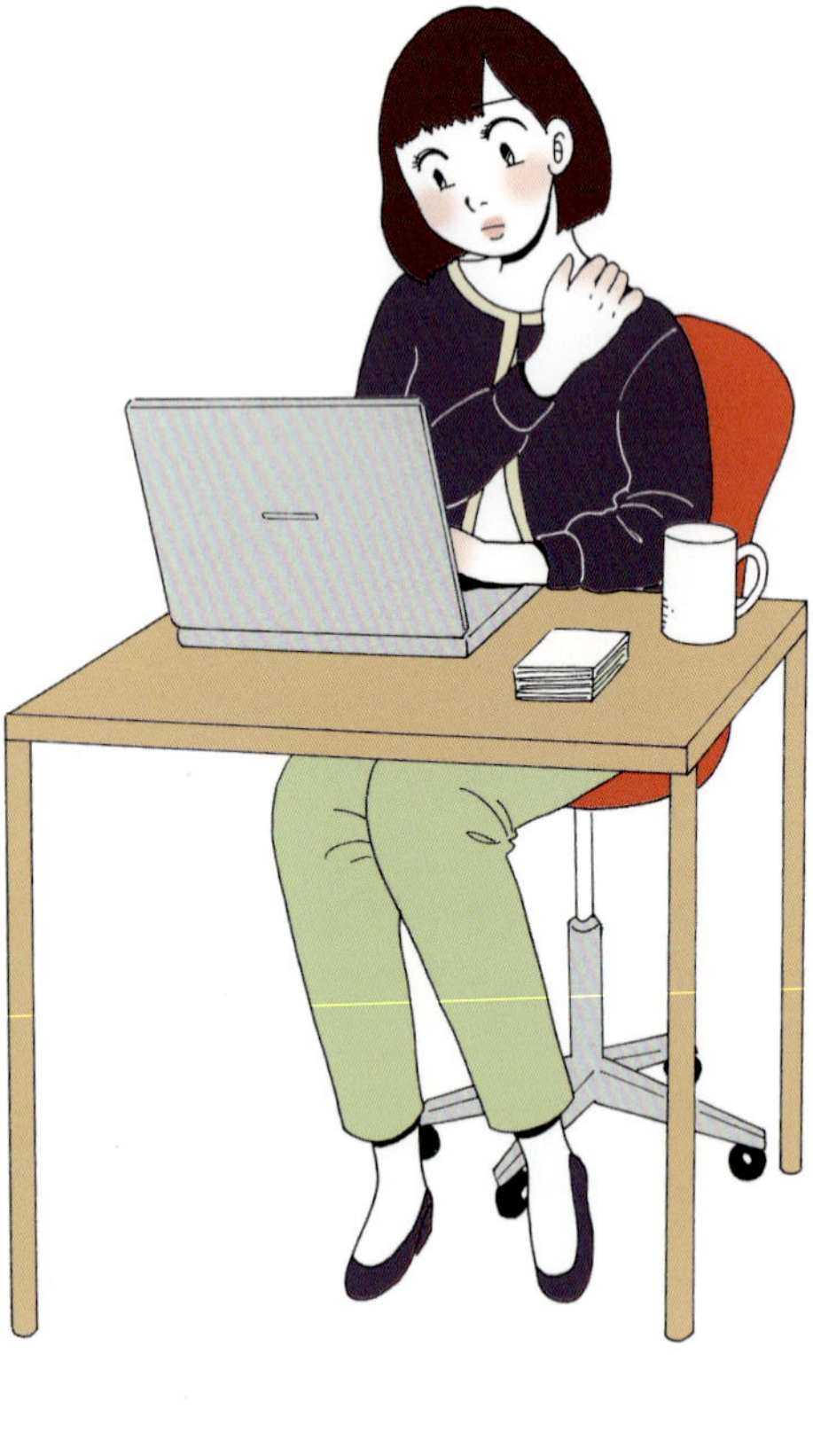

慢性的に肩や首がこり、
不安感が強いタイプ

症状

- 冷えが強い（しもやけになりやすい）
- 太りやすく、眼精疲労が強い
- 便秘になりやすく、のぼせやすい
- 高血圧を併発していることが多い

行動

- 肩や首あたりをよくストレッチしている
- パソコン作業が長く、目薬をよく使用
- 人前に出るのをあまり好まない

性格・気質的傾向

- 頼まれごとを断れず、イエスマンになりがち
- あまり目立たない雰囲気で、真面目
- 内向的、内心イライラしても外に出せない
- 聞き上手でまわりから相談を受けやすい
- 頑張り屋さんで、責任感が強い

漢方

12番 柴胡加竜骨牡蛎湯《さいこかりゅうこつぼれいとう》　8番 大柴胡湯《だいさいことう》
25番 桂枝茯苓丸《けいしぶくりょうがん》　105番 通導散《つうどうさん》

推奨の食べ物

出汁、アーモンド、ブルーベリー、チーズ、シナモンティー、梅干しやレモンのはちみつ漬け、豚肉の生姜焼き、アサリの酒蒸し、ゴーヤーのお浸し　など

C 胸バクバク痛む型

自律神経失調症
不眠
不安神経症

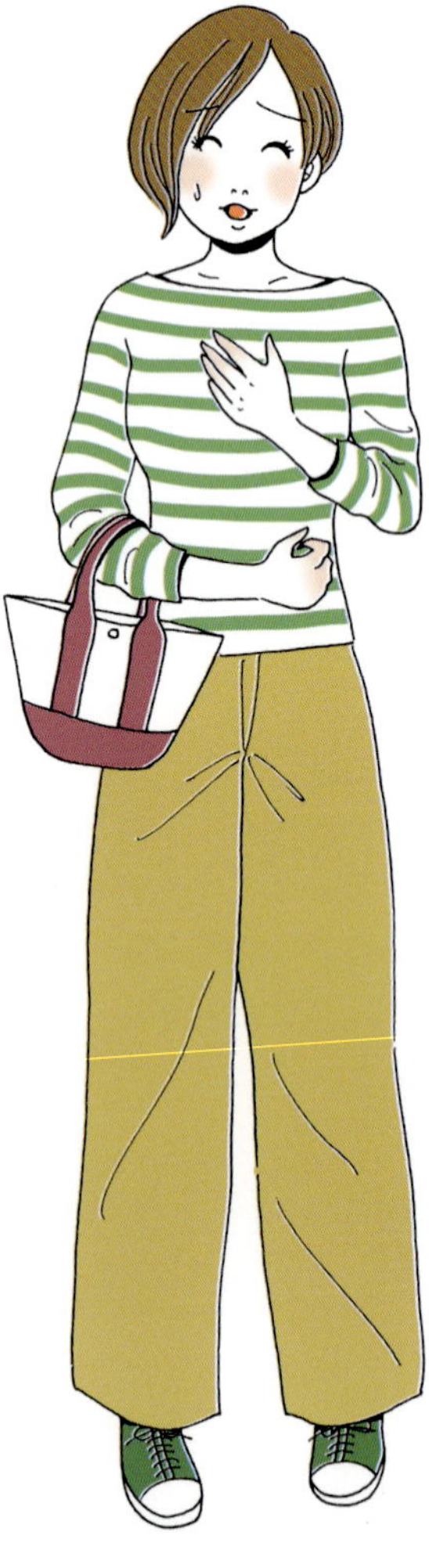

よく胸、心臓の近くが痛み、
動悸がするタイプ

症状

- 胸の脇が苦しい感覚がある
- 精神不安やイライラが強い
- 円形脱毛になりやすい

行動

- 緊張すると汗がダラダラ出る
- 布団に入るといろいろ不安になり眠れない
- 普段から猫背になりがち
- 物音に敏感

性格・気質的傾向

- まわりの目を気にして、細かい言葉尻が気になる
- 些細なことで不安になり、動転しやすい
- 神経質で、人前で緊張しやすい
- 自分の意見は言わずに、人の話を信じやすい
- 謙虚で、人にやさしい共感能力を持つ
- 被害妄想になりやすい

漢方

12番 柴胡加竜骨牡蛎湯《さいこかりゅうこつぼれいとう》　64番 炙甘草湯《しゃかんぞうとう》
26番 桂枝加竜骨牡蛎湯《けいしかりゅうこつぼれいとう》　14番 半夏瀉心湯《はんげしゃしんとう》

推奨の食べ物

ココア、ジャスミン緑茶、ハーブティー、ナツメ茶、牡蠣と黒きくらげのバター炒め、イワシやサバなどの香草焼き、豚のハツ、トマト、らっきょうの黒酢漬け、黒ごま味噌　など

D 喉ツッカエ型

倦怠感
抑うつ
不安神経症

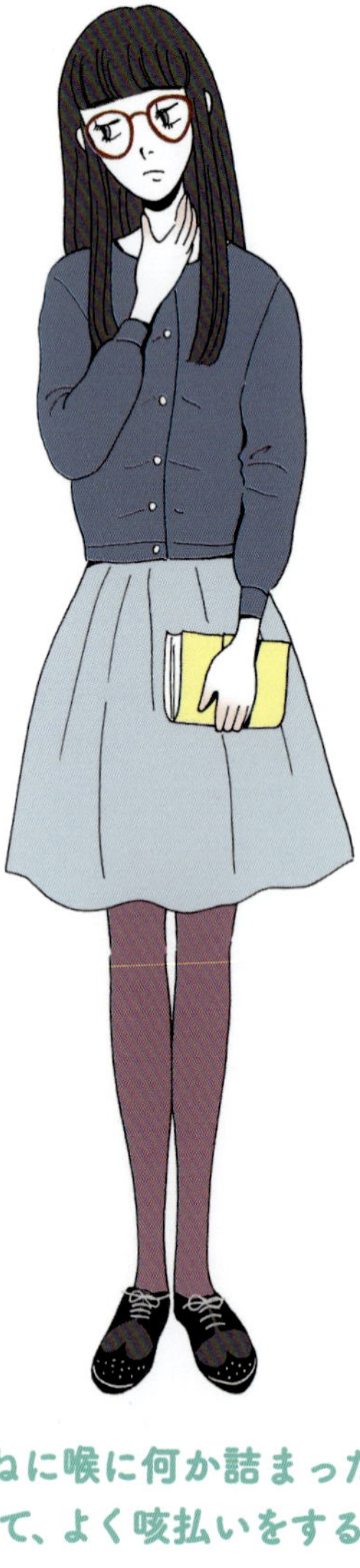

つねに喉に何か詰まった
感じがして、よく咳払いをするタイプ

症状

- よく咳払いをする
- 胸が苦しく、声が嗄《か》れやすい
- めまいや吐き気をともなうこともある
- 神経症的な傾向

行動

- 言葉によく詰まる
- 声が出にくい、しゃべりづらい
- 話し中によく噛んでしまう
- 人と話すときによくメモをとる

性格・気質的傾向

- どちらかというと孤独を好む
- 日常的に倦怠感があり、気分がふさぎやすい
- 対立を避けて、イエスマンになりがち
- 几帳面で、人の話をしっかり聞く
- 律儀で、まわりから信頼を置かれやすい

漢方

16番 半夏厚朴湯《はんげこうぼくとう》　70番 香蘇散《こうそさん》
96番 柴朴湯《さいぼくとう》

推奨の食べ物

玉ねぎやセロリなどの野菜スープ（ハーブ香辛料または緑茶パウダー入り）、シソ納豆、生姜汁、七味唐辛子、豚か鶏のレバー、大豆のスープ、日本そば　など

E

目グルグルor 耳キーン型

抑うつ
ストレス

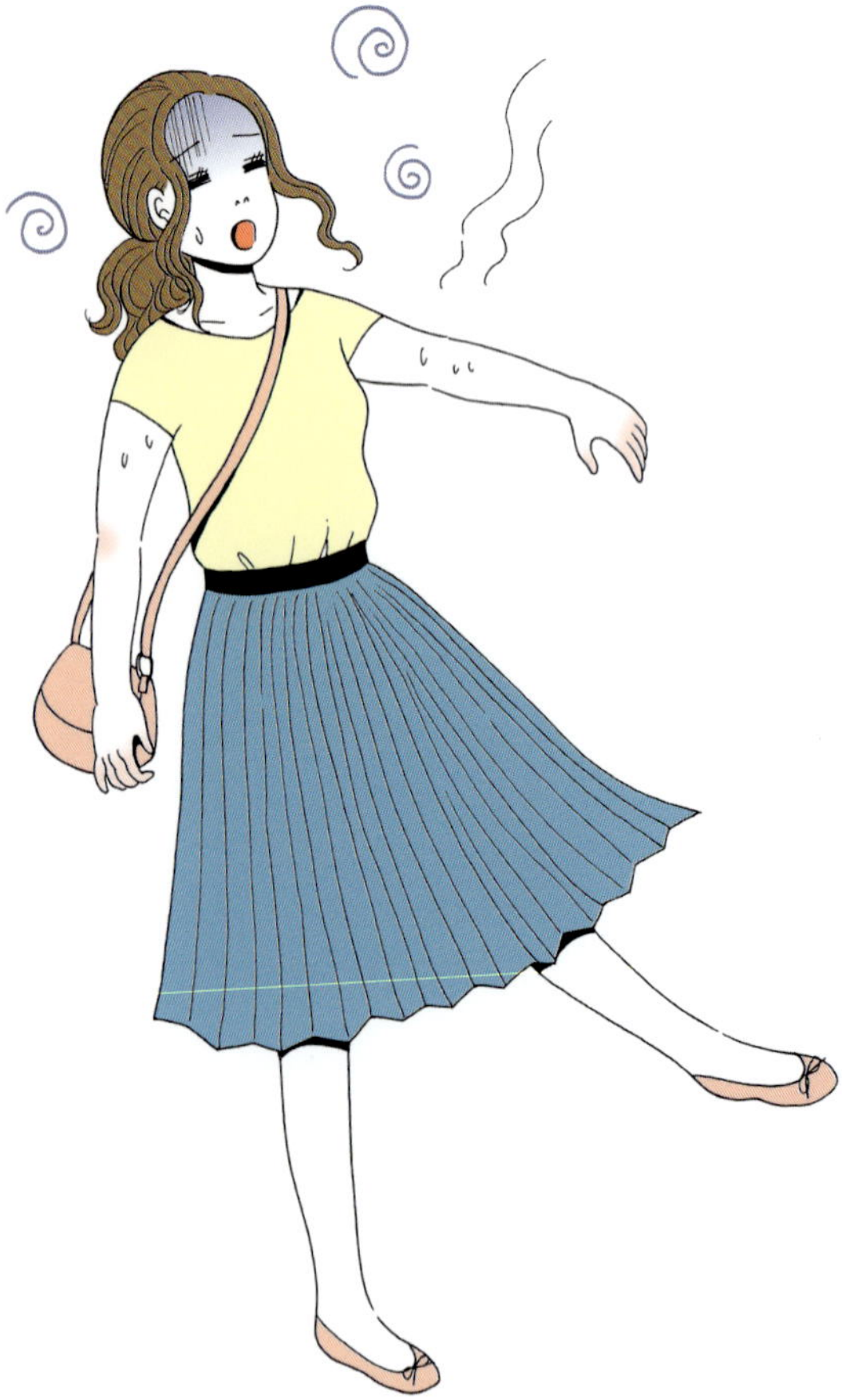

耳鳴り、もしくはめまいが
よくするタイプ（併発はあまりしない）

症状

・慢性疲労、寝不足
・対人関係のストレスでめまいが出やすい
・冷え性で、立ちくらみが起きやすい
・体全体がむくみがち

行動

・朝が苦手で出勤時間ぎりぎりになりがち
・ふらふらしてまっすぐ歩けない
・電車で気分が悪くなりやすい
・食が細く、夏場に冷たいものを多く摂りがち

性格・気質的傾向

・天候によって気分が変わりやすい
・声がか細く、ぼそぼそ喋りがち
・朝テンションが低く、顔色が悪い
・我慢強く、不愉快な相手と距離をとるのが下手
・落ち込んでも、比較的切り替えが早い

漢方

39 番 苓桂朮甘湯《りようけいじゆつかんとう》	17 番 五苓散《ごれいさん》
37 番 半夏白朮天麻湯《はんげびやくじゆつてんまとう》	114 番 柴苓湯《さいれいとう》
47 番 釣藤散《ちようとうさん》	107 番 牛車腎気丸《ごしやじんきがん》

推奨の食べ物

キウイフルーツ、バナナ、アボカド、緑茶コーヒー、まいたけなどキノコの味噌汁（もしくはスープ）、アサリの酒蒸し、納豆　など

下痢ピー型

過敏性腸症候群
ストレス
神経質

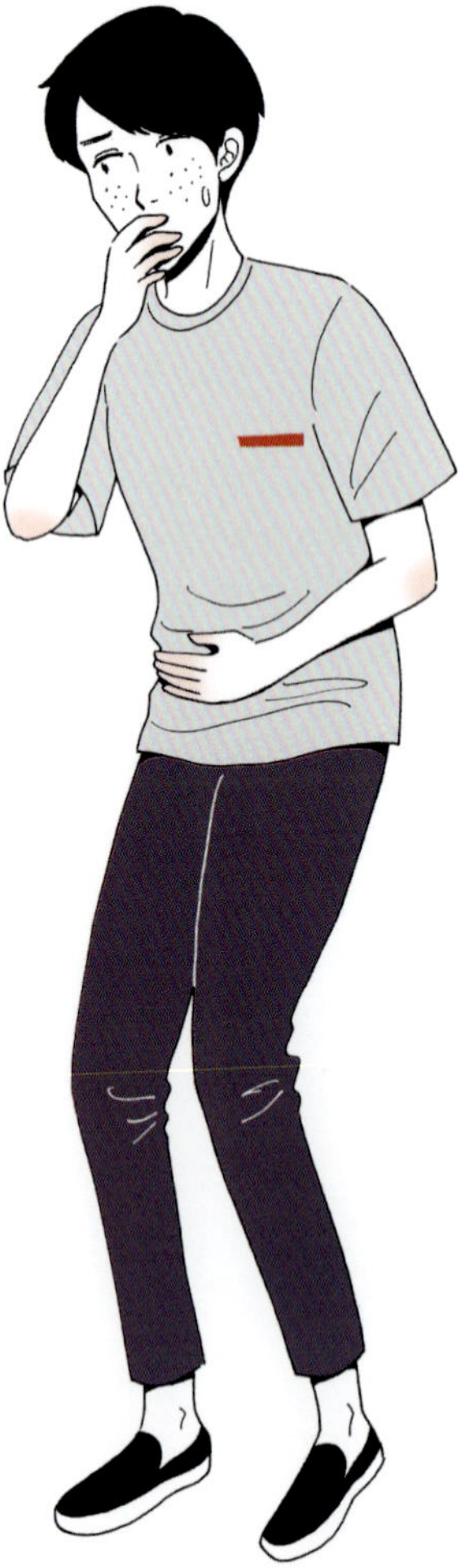

腹部膨満感があり、
下痢を繰り返すタイプ

症状

- 腹部膨満感、腹痛、冷えをともなう下痢
- 1日に何回もトイレに行きたくなる
- 冷えるとお腹が痛くなる
- よく便意をもよおすがトイレに行っても出ない
- お腹が張ってガスが溜まった感じがする

行動

- 外出するとそわそわしがち
- 愚痴っぽく粘り強さに欠ける
- その場しのぎで仕事のストレスを回避しがち
- 口の臭いが気になり、口を手でよくふさぐ

性格・気質的傾向

- 対人関係で緊張しやすい
- 不測の事態に対応できない
- ビビりやすく、小心者で、周囲の目を気にする
- まわりに気配りができて、集中力が高い

漢方

60番 桂枝加芍薬湯《けいしかしゃくやくとう》
14番 半夏瀉心湯《はんげしゃしんとう》

推奨の食べ物

バナナ、たくあん・しば漬けなどの漬物、おからヨーグルト、オリーブオイル、もち麦、シナモンジンジャーティー　など
うつ傾向の方へ：緑茶、生姜、シソ　など

春 風邪《ふうじゃ》を払い 肝を養う

風邪を追い払う

菜の花
玉ねぎ
ニラ
うど
ゴボウ
からし菜
三つ葉
クレソン

肝の働きを助ける

ほうれん草
小松菜
春菊
セロリ
アサリ
シジミ
ごま
ヨモギ
梅

夏 余分な熱を冷ます

体の熱を冷ます

枝豆
ゴーヤー
ズッキーニ
きゅうり
冬瓜
とうもろこし
らっきょう

心の働きを助ける

スイカ
トマト
にんじん
レタス
ナス
卵
ウーロン茶

秋 潤いを与え 肺を守る

潤いを与える

大根
レンコン
山芋
イカ
豚肉
柿
梨
イチジク
白ごま

肺の働きを助ける

里芋
栗
百合根
白菜
シソ
生姜
柚子

冬 体を温めて 腎を養う

体を温める

えび
鶏肉
玉ねぎ
ネギ
生姜
ニンニク
くるみ
シナモン

腎の働きを助ける

鮭
あじ
黒米
黒ごま
黒豆
黒きくらげ
昆布
ニラ

いつも頭がどんよりして鈍痛がする
不整脈でもないのによく動悸がする
喉がつっかえたような違和感を頻繁に感じる
耳鳴りに悩んでいるけど薬を飲んでも治らない
お腹を下しやすく、便意をもよおす……

病院に行っても明確な診断名がつかない、こうした何となくの不調をあなたも抱えていませんか?

偏頭痛や脳疾患でもないのに頭が痛い、重い。バセドウ病や不整脈でもないのによく動悸がする。喉のつっかえを訴えても気のせいだと片付けられる。何となくうつっぽさを抱えていて体を動かすのがおっくう……。

こうした症状に悩む方は病院で西洋薬を処方されてもなかなか改善しないことが多く、何年にもわたって不調と付き合ってきた方も少なくありません。

近所のクリニック、中規模病院、大学病院まで行って、「検査の結果、問題はありません。しばらく様子を見ましょう」と言って帰されるか、検査結果で何も出てこないのにそれでもまだ不調を訴え続けると、「心療内科に行ってみてはどうですか?」と言われ、行き先が見つからずに私のもとを訪ねてくる方がたいへん多くいます。

明確な原因と症状に因果関係のある病気なら病院で治療しやすい。でもメンタルの問題とも密接にかかわった、いわば**病気と病気のすき間にあるような「心身の不調」を改善する**には、通常の対症療法とは異なるアプローチが必要になってきます。

ダイエット外来ドクターとしてメディアでよく取り上げられている私がなぜ突然、「病名のつかない不調を消す本」を? と疑問に思われた方もいるかもしれません。

私はこれまでのべ10万人以上の患者さんを診てきましたが、じつはダイエットの相談にこられる方々のほとんどが体に「もやもやとした」不調を抱えています。

たとえば強い肩こり、便秘、むくみ、気分の落ち込み、激しいイライラ、喉の違和感、眠れない、下痢をしやすいといった症状。甘いものが止まらなかったり、いつもドカ食いしてしまって**肥満や高脂血症に悩む人は、こうした慢性的な心身の不調を同時に抱えている**ものです。肥満者の8割はメンタルに不調があるといってよいでしょう。

肥満という「食べ物依存」の病は、心の不調とも密接につながっているからです。なのでダイエット外来では、やせさせる内科的治療というよりは、心身の歯車を整えて「食べ物に依存しなくていい」状態をつくります。結果、みなさんするするとやせていく。

不思議なことに、うつっぽさがとれると過食がおさまります。

肩こりがおさまると夕食の量が減ります。

便通がよくなると甘いものがそれほど欲しくなくなります。

そうやって適切にやせると、冒頭で述べたような病名のつかない不調もまた嘘のように軽減されていくことを、長年の治療のなかで発見したのです。

体の調子がよくなると心も元気になるし、心が元気になると体の調子がよくなるスピードが加速します。どちらか一方がよくなると、もう片方も引き上げられる。それを繰り返しながら、患者さんはみるみる笑顔になっていき、「不調」も、余分な脂肪も消えていきます。

「やせたくて通いはじめたら、ひどい肩こり・首こりがいつの間にか消えていて、びっくりした」

「過敏性腸症候群で下痢止めが手放せなかったのが、嘘のようにおさまった」

「気持ちが安定して、以前のようなイライラ感がなくなった」

そんなうれしい声をたくさんいただいてきました。

やせてかつ不調も消える、どうしたらそんな奇跡みたいなことが起きるの？

患者さんや同業の医師からもよく尋ねられますが、私の方法はシンプル。**漢方のアプローチと食事指導の2つを柱にしています。**

漢方薬という東洋医学の叡智の結晶は、その人のタイプに合ったものを見つければ、まさに病気と病気のすき間の不調をもっとも合理的に、スッキリ治すことができます。そして漢方の考え方をベースに、その人のタイプに合った食生活をプランニングすると体が本当に欲しているものを効率よく摂り入れることができます。何よりも、日頃の食生活を軸に心身の状態を立て直していくと、リバウンドしにくい、安定した健康状態をつくり出すことができるのです。

心身のもやもやとした不調は、大半が次の6タイプに集約できます。

A　頭イタイタ型
B　肩ガチガチ・首ロック型
C　胸バクバク痛む型
D　喉ツッカエ型
E　目グルグルor耳キーン型
X　下痢ピー型

これは漢方医でもある私が数多くの臨床経験と東洋医学の知見をふまえて、21世紀版の新しい「体癖《たいへき》」として提唱するものです。「体癖」とはわかりやすくいうと、心と体をトータルで捉えたときの不調の傾向、「癖《くせ》」のこと。これでご自身の心身の状態を知り、タイプにそった食事法を実践していただくと、驚くほど効率よく不調を改善していくことができます。それは心身を若々しく保つ、最良のアンチエイジングにもなります。

食べる喜びは命の肯定そのものです。ご自身の心身に合った食事の摂り方こそ最もよい養生法になります。

本書では長年の治療のノウハウと暗黙知を惜しみなくお伝えし、「病名のつかない不調」消しに特化した食事法をご提案したいと思います。

心と体が軽くなる食事を今日からはじめましょう。

心と体のもやもやがスーッと消える食事術

目次

第2章 食の最強コンビネーションで頭痛消し

頭イタイタ型

第3章 脱！糖質依存で頑固なこりをとる
肩ガチガチ・首ロック型

第4章 リラックス効果を高める食事

胸バクバク痛む型

第5章 自律神経を整え、気の詰まりをとる食養生

喉ツッカエ型

第6章

水はけをよくして平衡感覚を取り戻す

目グルグルor耳キーン型

第7章

腸内環境を整えるバランス食

下痢ピー型

第8章 食事の効果を高めるアンチエイジング法

心と体のもやもやが
スーッと消える食事術

第1章

「不調」消しの出発点は お腹から

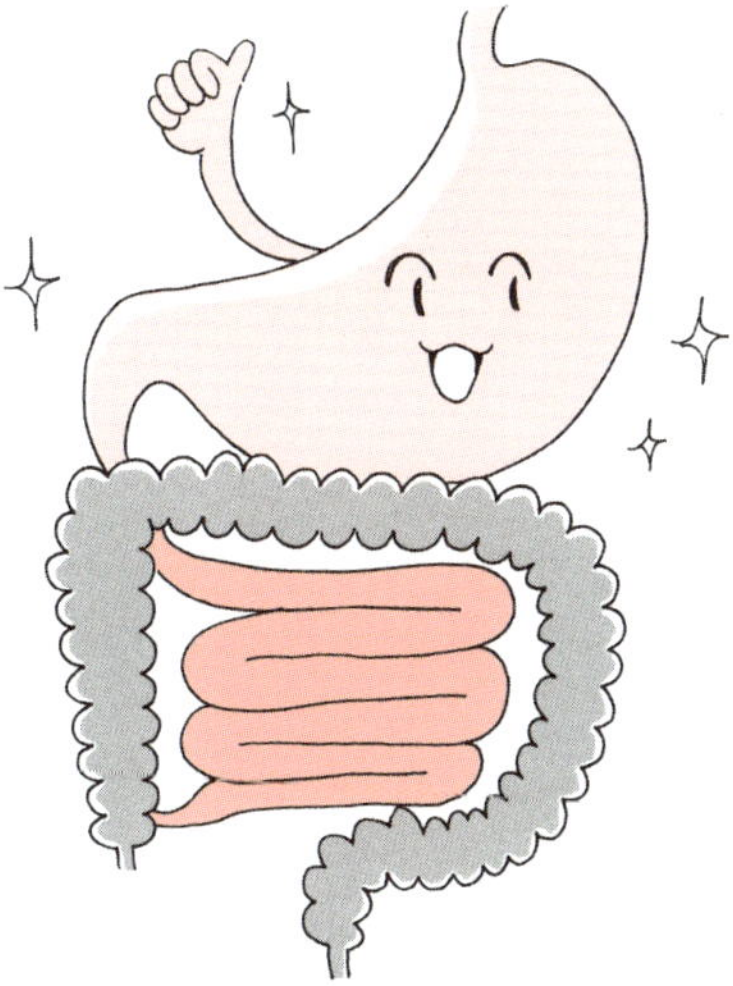

さまざまな不調を生む高ストレス社会

気分が晴れないなどのうつっぽさや、やる気が出ないといったメンタルの不調は、かつて、更年期特有の不調として扱われてきました。しかし、実際診察をしていると、今は若い男性も含めて20代、30代の方が驚くほど多く見受けられます。

その一因として、「メディア束縛症候群」とでも名付けたくなるような、現代ならではの環境があると私は考えています。いつでも手元にあるスマホには、メールやSNSでひっきりなしにメッセージが届き、ニュースサイトには分単位で情報がアップされていきます。一日中情報の洪水にさらされ、脳は常に緊張状態に置かれています。

一人でスマホを操作しているはずなのに、脳の状態で見ると、大勢の人の前でずっと緊張し続けているのと同じ。長期にわたってそうしたストレス状態がつづくと自律神経のバランスが狂ってきます。

デジタル機器依存で自律神経失調症になり、体内リズムが昼夜逆転してしまっている人も少なくありません。スマホをいじるときに背中を丸めて呼吸が浅くなりがちなので、慢性的に胸の詰まり感を覚える人も多くいます。

テレビを点けっぱなしで寝たり、寝る直前までスマホのブルーライトを見続けたりすると、体内時計をつかさどる脳内ホルモン、**メラトニンの分泌量が減ります。**すると睡眠・覚醒のリズムが崩れ、横になっていても寝つけなかったり朝起きるのがつらいといった睡眠障害を引き起こします。

メラトニンは、40歳をピークに分泌量が低下していきますが、体内時計が乱れると、老化のスピードが速まったり、肥満になりやすくなることがさまざまな研究から明らかになっています。

不眠で悩む患者さんのなかには「寝るのが怖い」と訴える方もいます。赤ちゃんも寝入り端《ばな》には、寂しいのか不安なのか、大泣きするでしょう。私にも経験がありますが、ホルモンバランスが崩れると不安が強まって神経が過敏になります。デジタル機器依存の**現代人はどことなく不安で、頭痛や胸の詰まりなどの身体感覚が日常化してしまっている**のです。

不調の出方は人によってさまざまですが、〝ストレスからくる不安な心身〟がデフォルトになっていることが、あらゆる問題の根っこにあります。

メンタルと過食のディープな関係

人はストレスで不安が強い状態におかれると、「体の緊急事態」と認識して、過食に走りがちになります。甘いモノや炭水化物などの糖質は脳内麻薬ともいわれる「エンドルフィン」や幸せホルモンの「セロトニン」の分泌を促進するので、ガツガツ食べると手っ取り早くハッピーになれて一時的なストレス解消になるのです。スナック菓子やアイスのドカ食いなど、食の暴走のスイッチが入ると止まらなくなるのは、それが「多幸感」と直結しているからです。

ロンドン大学が35〜55歳の男女およそ4000人を19年にわたり追跡調査したところ、慢性のうつや不安障害のある人はそうでない人に比べて肥満率が2倍だったという結果が出ました（Mika Kivimaki *British Medical Journal*, 2009）。

同研究では、不安になり、暗い沈んだ気持ちになる人が脂質や糖質の多い味の濃い食品を選んでしまう傾向について、「内在性カンナビノイドの活性化が食欲を強めている」可能性を指摘しています。カンナビノイドとは大麻にも含まれる成分で、食欲増進作用があり、うつや不安とも深く関連しています。

現代人の食べすぎがなかなか止まらない理由は決して意思の弱さではありません。高ストレス社会において緊張状態の緩和のために高カロリー・高脂質のものをつい「食べすぎて」しまうのは、人間の食行動にとってある意味、自然なこと、ともいえるのです。

抗《あらが》いようのない衝動に突き動かされ、貪《むさぼ》るように何かを食べてしまうことを**「エモーショナル・イーティング」**といいます。「ダイエット中だから、食べちゃいけない」「医師に止められているから糖質は我慢しなきゃ」という自制心では太刀打ちできず、また、空腹でもないのに何か食べたくてしかたなく、実際に口にするまで食べ物のことが頭から離れないような状態になったことが、誰にでもきっとあることでしょう。

じつはそのきっかけとして意外に多いのが、**慢性的な肩こり**です。肩周辺がガチガチにこり固まっているとき、糖質を摂ることで心身のバランスをとりたくなるのです。たとえば、休日に高速道路を使って遠出したときに、サービスエリアで無性にソフトクリームなどの甘いものを食べたくなることがあると思います。緊張する人と一緒に何時間も過ごしたあとや、重大な仕事の会議の直後なども同様です。

エモーショナル・イーティングの仕組み

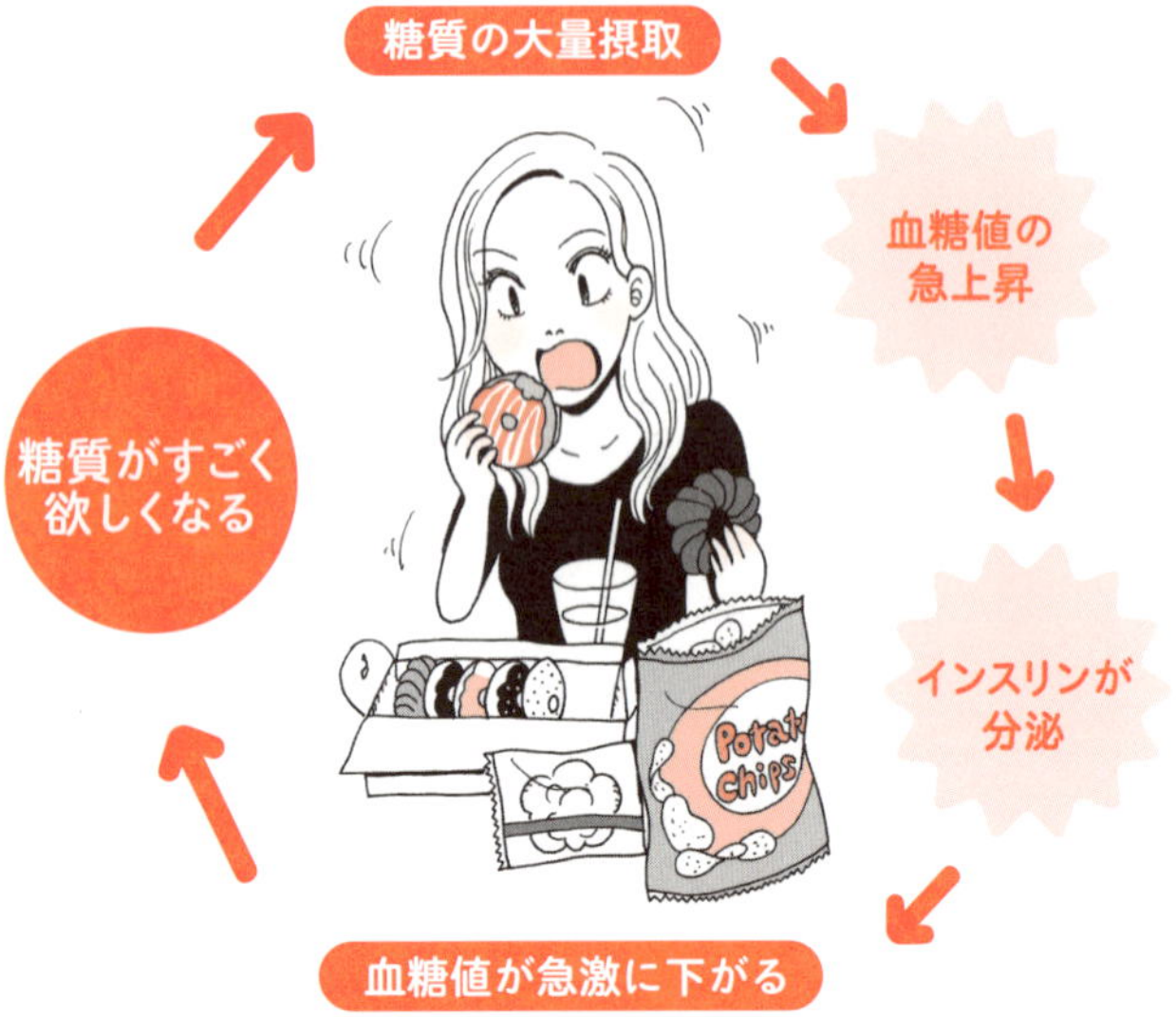

肩こりと緊張する体験に共通しているのは、普段はシーソーの関係にある自律神経が、交感神経側に振り切ってしまっているということ。手っ取り早く副交感神経を上げてバランスをとろうと、体が糖質を欲するのです。

糖質を一気に食べて血糖値が急上昇すると、やはりここでもバランスをとるために、血糖値を下げるインスリンが分泌されます。この作用で血糖値が急激に下がると今度は低血糖状態となり、生命の緊急事態を脱するためにまた糖質を強く欲してエモーショナル・イーティングに走る、ということが繰り返されます。「血糖値の乱高下」が精神をより不安定にします。

でもそうやって過食行動で体を無理やり駆動している人――ガツガツ食べて一見アクティブに働いているビジネスパーソンを診察すると、**〝体がオーバーヒートしている〟状態**です。東洋医学では**アクティブで元気な人を「実証《じっしょう》」、控えめで疲れやすい人を「虚証《きょしょう》」と分類します**が、見た目は実証なのに、内臓は疲れ切ってへろへろの〝隠れ虚証〟になっている人が今はとても多いのです。

当然さまざまな不調も併発しますし、不調から生じるストレスからさらに過食が進んでしまう。食べて一時的に気持ちが上がっても自己嫌悪に陥ってメンタルの状態はどんどん悪化していく、結果、肥満状態から抜け出せなくなる。そんな悪循環に陥るわけです。

内臓肥満は「全身で火事が起きている状態」と同じ

肥満とメンタルの状態は密接にかかわっています。先のロンドン大学の研究でも、肥満者は自尊心や自己評価が低く、不安障害やうつとの相関関係が指摘されています。

私は医師仲間から、「あんなわがままな患者さんによく怒らず対応できるな」などと、たびたび言われてきました。勤務医時代は糖尿病が専門でしたので、患者さんの大半が肥満傾向にあり、ちょっとわがままで手こずる人――人の話を聞いているようでぜんぜん聞いていない、こちらの話をさえぎって自分の話ばかりする方が多かったのは事実です。

でもそれは、その方のもともとの性格に問題があるわけではなく、**肥満がその人をわがままにしている**のです。それがわかっていたので、私は腹も立ちませんでした。

肥満の人には内臓脂肪がたっぷりついていますよね。内臓肥満が引き起こす炎症性サイトカインの分泌異常は、肝臓や筋肉の代謝を悪化させると同時に、体内のさまざまな組織に炎症を起こします。脳にも悪影響を与えるので、糖尿病の患者さんには認知機能障害が見られることもありますし、うつ病を併発するリスクも高くなります。**通常のうつ病患者の血液中でもこの炎症性サイトカインが上昇する**ことが知られています。

炎症性サイトカインは加齢とともに増え、**老化した細胞から大量に産出**されますが、血糖値の異常をまねき、脳内のエネルギー代謝の調節や神経の保護をつかさどるインスリンの働きも低下させるため、記憶力や認知力を著しく低下させる可能性もあるのです。

かくもやっかいなサイトカインの分泌異常――それによる全身の慢性炎症は、いってみれば**「全身で火事で起きている状態」**です。

当然、膝が痛い、肩がこる、気分がふさぎ込む、情緒不安定になる……いろいろな形で不調が続出します。とくに、40～50代の方で体脂肪率35％を超えるような肥満の方は、早急に体脂肪を落としていく必要があります。20代女性で25％を超える方も同様です。

心身の三大大敵とは

ここで、心身のさまざまな不調を引き起こす、三大大敵を知っておきましょう。それは**「腸の不調」「血糖値の乱高下」「隠れ栄養不足」**です。内臓肥満とも密接に結びついたこの3つをいかに改善するかが食事法の肝となります。

1　腸の不調

東洋医学では「心はお腹にあり」と考えます。難しく考えなくても、何日も便通がないだけで気分が晴れないとか、下痢気味のときは外出中もそわそわして落ち着かないなどの経験は誰にでもあるはずです。胃腸の調子が悪いとお腹を抱え込むような前かがみの姿勢になることも、精神の不安定さを助長させます。

西洋医学から見ても、腸が不調だと血液の質が落ち、必要な栄養素が全身に行き渡らないことから、全身の倦怠感につながるともいえます。

ダイエット外来では、最初に問診票を書いていただきますが、そこで便通についての設問を見てみると、**じつに8割以上の方が便秘**です。便秘であることが自分では当たり前になっていて、便秘の相談でいらっしゃる方はほぼいませんが、便秘を改善することで心が上向きになっていったり、全身状態に改善が見られることは珍しくありません。腸内環境を整えることは、心の安定にダイレクトに結びつきます。

では、そもそも、腸の不調を招くきっかけとなっているものは何か？　その大きな要因は「ストレス」と「食べ物」です。ストレスは「過敏性腸症候群」の引き金になり、糖質過多や極端に食物繊維の不足した食事は**「リーキーガット症候群」**を引き起こします。

リーキーガット症候群は、近年、注目されている腸の疾患で、日本語に訳すと「腸もれ症候群」という意味です。読んで字のごとく、腸の壁がすき間だらけになり、本来、通してはいけない物質まで通過できてしまうことから、心身の不調を招くといわれています。

もともと、健康な腸の壁にも細かな穴が空いていて、ここから小さな分子の物質だけが

リーキーガット症候群

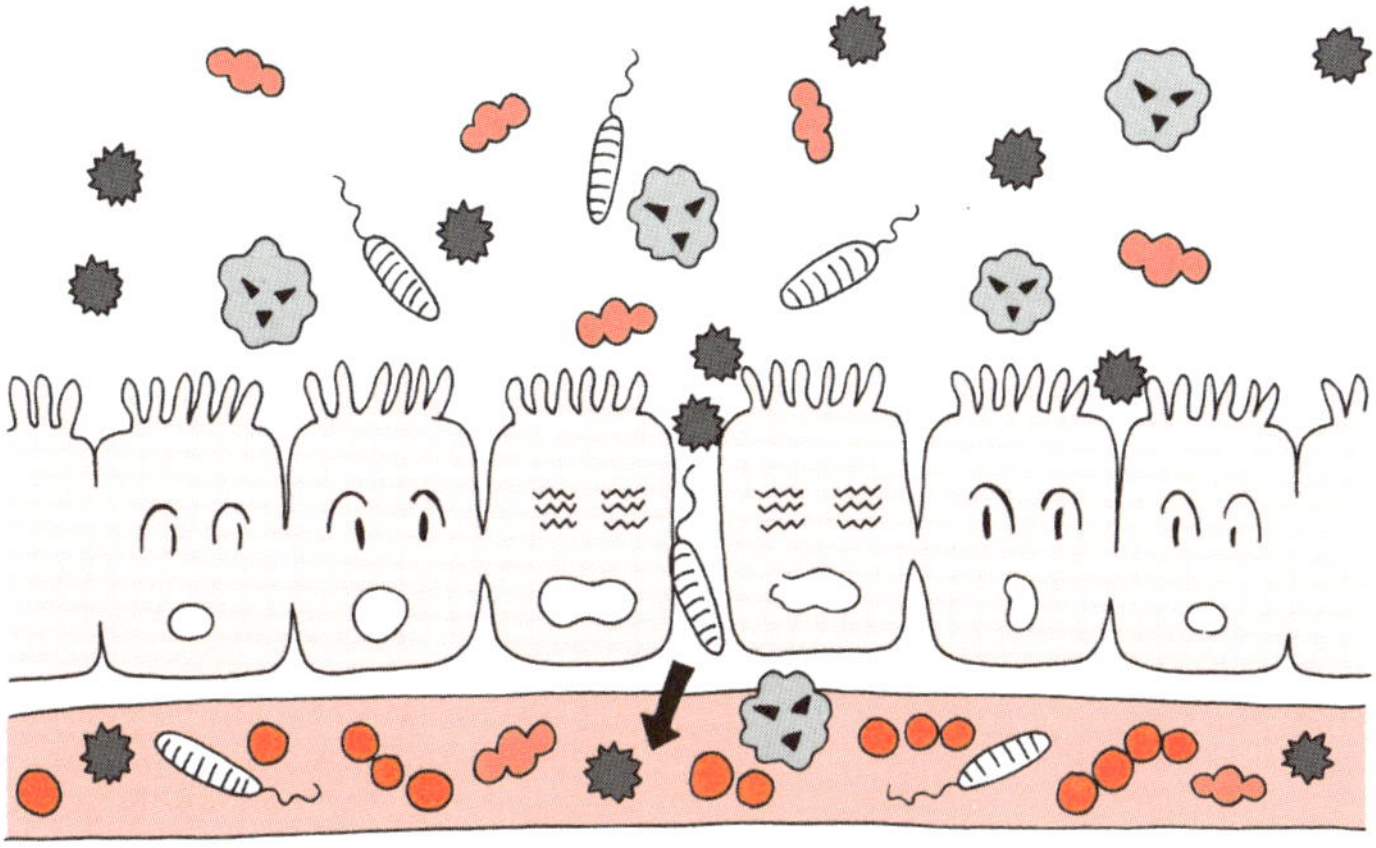

通過できるような構造になっています。しかし、腸の機能が低下すると腸粘膜の穴が粗くなり、分子の大きな有害物質などが腸から体内へと入り込めるようになります。

リーキーガット症候群は、アレルギーの原因とも考えられていますし、血糖値をコントロールするインスリンの感受性が低下するため脂肪の合成が進み、太りやすくなるともいわれています。それに加え、食欲抑制ホルモンの分泌も減るため、食欲を抑えられなくなって、食べても食べても満足できない状態になり、肥満が加速します。

さらにホルモンの影響によって血糖値が上昇しやすくなり、次に述べる血糖値の乱高下を強めます。

2　血糖値の乱高下

最近では「血糖値を制する者が、ダイエットを制す」などとも言われるくらい、血糖値が重要視されるようになってきました。**血糖値の乱高下は、ダイエットを失敗させるだけでなく、衝動性や攻撃性などの精神面に影響があり、さらには睡眠障害や慢性疲労といった症状の引き金にもなる**のです。

まずは血糖値について、ざっとおさらいをしておきましょう。

血糖値とは、血液中に含まれるブドウ糖の濃度のことです。食事で糖質を含む食材を摂ると、血液中にブドウ糖が増え、血糖値も上昇します。糖質を多く含む代表的な食材は、日本人の主食である白米、パン、麺類などの炭水化物、イモ類、原料に砂糖をたっぷり使用している菓子類や清涼飲料水などです。

食事を摂ると、糖質は体内で分解されてブドウ糖となり、腸から血液に取り込まれて全身を巡り、エネルギーとして使用されます。なので、食後に血糖値が上昇するのは正常な体の反応ですが、問題なのは、食後血糖値が正常値（140㎎／dℓ未満）を超えて跳ね上がってしまう場合です。

食べすぎで血液中にブドウ糖が急激に増えると、血糖値を下げるために、すい臓からインスリンというホルモンが分泌されます。インスリンには、余った糖を脂肪に変えて蓄える働きがあり、肥満や高脂血症などの生活習慣病を招く原因となります。

このインスリンの作用による〝血糖値の乱高下〟が起こると、肥満のみならずメンタルにも影響が及びます。**急上昇した血糖値が急降下すると低血糖の状態になり、強い眠気に襲われる、だるい、やる気が出ない、イライラして攻撃的になる**など、全身の倦怠感やメンタルの不安定さを引き起こします。

なぜ、このようなことが起こるかというと、低血糖は脳のエネルギー不足など命の危機に直結しますから、脳は血糖値を上げるホルモン「アドレナリン」や「コルチゾール」を分泌せよ、との指令を出します。

アドレナリンは、興奮度や攻撃性を高め、コルチゾールはストレスに対抗しようとするホルモンですが、**血糖値の乱高下が繰り返されるなどで、長期的に分泌量が多くなると、免疫機能や筋力の低下、睡眠障害、脳の海馬《かいば》の萎縮などにもつながります。**

アドレナリンやコルチゾールが出ているときは、交感神経が優位になり、体は手っ取り早く自律神経のバランスをとろうと、甘いものを食べて「セロトニン」を分泌させようと働きかけます。これによって、さらに太るという負のスパイラルに陥ります。

3 隠れ栄養不足

けっこう食べているわりには、必要な栄養素は摂れてないという方が多くいます。ジャンクな食べ物や不規則かつ早食いの食生活で、じつは体が栄養不足に陥っている現代人は少なくありません。

糖質を摂りすぎると、インスリンが分泌されて低血糖状態になり、コルチゾールやアドレナリンが分泌されますが、この**ホルモンの合成にアミノ酸、ビタミンB群、マグネシウムなどが大量に消費される**のです。結果、体全体のなかでこうした重要な栄養素が不足してしまいます。

栄養不足になりやすい筆頭は、アミノ酸のもととなるタンパク質です。タンパク質は、髪や骨、細胞に至るまで体を構成するすべての材料になるだけでなく、脳内の神経伝達物質の材料です。

セロトニンやドーパミンなどの神経伝達物質の働きが良好であるとき、私たちの感情は安定します。しかし、タンパク質の不足から神経伝達物質の働きが弱まると、脳内の情報交換がうまくいかず、気分がふさぎこみがちになるなどのうつ症状が出てくる場合があります。

次に、栄養不足が心配されるのが、ビタミンB群、ビタミンC、鉄やマグネシウムなどのミネラルです。これらの栄養素は、タンパク質をエネルギーに変換する際に使われるもので、不足すると心身の不調に直結します。

肉や魚などから摂取したタンパク質は、消化・吸収されて血液やリンパ管を通って全身のミトコンドリアに運ばれます。そこでATPというエネルギー物質に変換されるのですが、ビタミンB群や鉄、マグネシウムが不足するとミトコンドリアの機能が低下し、ATPの産生量がガクンと減ってしまいます。その結果、疲れやすい、やる気が出ないといった身体症状を引き起こすわけです。

腸の好不調がメンタルに直結する

先の三要素のなかでも、とりわけ重要なファクターは腸内環境です。

脳と腸は約2000本の神経繊維でつながっており、互いに影響を及ぼしあう「腸脳相関」の関係にあります。東洋医学では「肝脾不和《かんぴふわ》」ともいいますが、腸の状態はメンタルの安定や自律神経の働きと深く結びついています。

腸内の善玉菌が少ないとうつ病リスクが高くなることが国立精神・神経医療研究センターなどの研究で明らかになっていますし、腸の炎症はメンタルのダメージと比例します。

人の幸福度を左右する神経伝達物質のセロトニンは90%が腸で、2%が脳に存在します。腸内生成のセロトニンは腸のぜん動運動にかかわっており直接脳に取り込まれることはありませんが、脳内のセロトニン生成と深くかかわっています。

免疫学者の藤田紘一郎氏によると、いくら原料となるトリプトファン（アミノ酸の一種）を大量に摂ろうが、腸内細菌がバランスよく機能しなければセロトニンはつくられません。なぜなら、腸内細菌こそが脳内にセロトニンの前駆物質を送り、セロトニンの合成にかかわるビタミンB_6・ナイアシン・葉酸などのビタミンを合成しているからです。

過度のストレス、過食、アルコールの摂りすぎ、便秘等で腸内の悪玉菌が増えると腸内環境が荒れます。とくに便秘によって老廃物が長く腸内にとどまると、よけい腸にダメージを与えます。

「体にいいもの」を食べているのにさっぱり気分が上がらない、健康状態が悪いという方は**腸が炎症を起こしたまま食べすぎている**場合がほとんどです。

何を食べるかの前に、いかに腸内環境を整えるかが出発点。腸内のバランスが整うと、適量の食事でセロトニンをはじめ体に必要な物質がつくられるようになります。無論、糖質の過剰摂取によるセロトニンの分泌は、一時的なストレス軽減にはなるものの、逆に体にダメージを与えます。

私の経験則では、メンタルの相談にこられる男性は下痢を訴える方が多く、便秘の方はあまりいません。逆に**女性は便秘の方がほとんど**です。ただし痩せ型の女性には下痢の方もいます。恐らくホルモンの関係でこうした男女差が出てくるのでしょう。

いずれにせよみなさん快便になると、まず表情がすごくよくなります。便通がいいと心が生き生きとしてきます。

中国で行われたある調査研究では、健康に年齢を重ねた高齢者の腸内フローラ（多種多様な細菌がお花畑のように住みついている様子。腸内細菌叢《そう》）は、健康な30代の若者の腸内フローラとほとんど変わらなかったことが報告されています。腸内フローラをよく保つことが、心と体のアンチエイジングの鍵なのです。

3秒チェック！　舌を見ればお腹がわかる

さてここで、あなたの腸内環境をチェックしてみましょう。一番簡単な確認法は「舌《ぜっ》診《しん》」です。じつは胃腸の状態は舌にストレートにあらわれています。

まず便秘の人は舌の表面にひび割れが見られます。東洋医学の用語でこの状態を「陰《いん》虚《きょ》」といい、お腹のなかの水分が不足していることを示しています。水分不足なので、のぼせがちになり、寝つきにくい状態です。

同じ便秘でも舌の先が赤くなっているのは、強いストレスがかかっているサインです。交感神経が優位な緊張状態が続くと腸のぜん動運動が鈍くなって、便秘になります。

一方、下痢で胃腸機能が悪くなると、舌苔《ぜったい》が厚くなったり、舌の中央に亀裂が入りやすくなったりします。

舌の表面をおおう白い舌苔がボロボロな感じのときは、過食や飲みすぎで消化器系に負担がかかっている、血流不足のサインです。

舌のチェック図

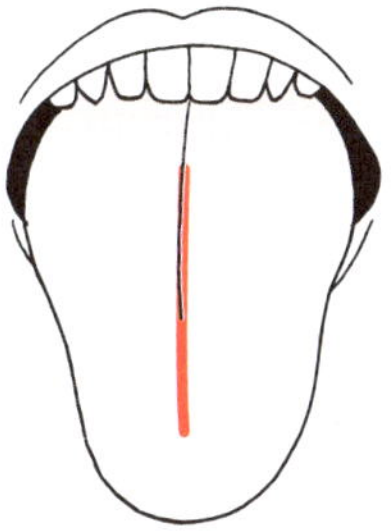

舌苔が厚い、
中央に亀裂がある
↓
胃腸機能の低下、
下痢

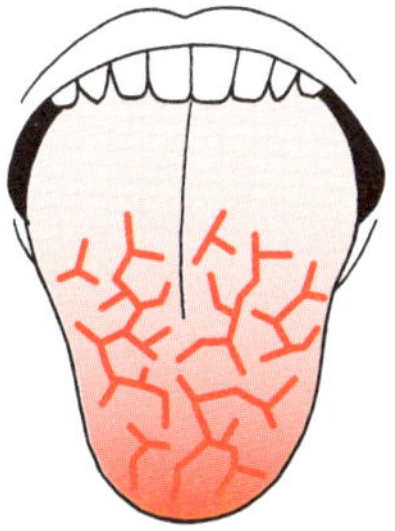

舌の表面がひび割れ
↓
お腹の水分不足、便秘
（舌先が赤ければ強い
ストレスによる便秘）

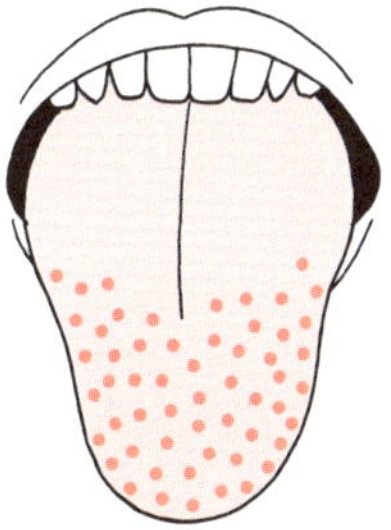

赤い斑点、ブツブツ
↓
精神面の不調、
免疫力の低下

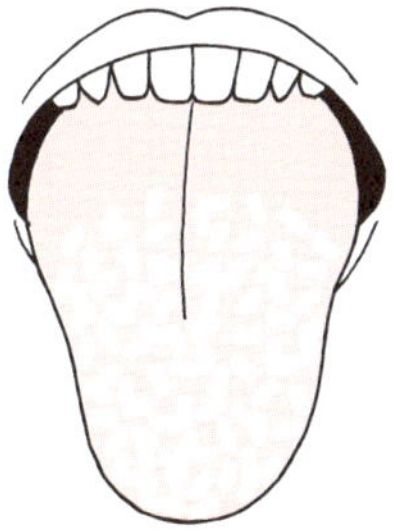

舌苔がボロボロ
↓
血流不足、食べすぎ、
飲みすぎ

舌に赤い斑点やブツブツがあれば、精神面の不調があり、免疫力も低下しているでしょう。

なぜ漢方なのか

私がメンタル面とそれに付随したさまざまな不調消しに漢方薬を使うのは、それが腸内環境にやさしいからです。

そもそも漢方薬は、生命エネルギーである「気」を養うことに重きを置いており、中医学において**気を養うのは胃腸などの消化器**です。腸の働きが整えばおのずと免疫力も上がり、不調を遠ざけることができます。実際に、気を補う処方の漢方薬（補中益気《ほちゅうえっき》湯《とう》、人参養《にんじんよう》栄湯《えいとう》など）を飲んで免疫力が向上したという研究結果もあります。

抗生物質が腸内フローラを破壊することは有名ですが、ドイツのEuropean Molecular Biology Laboratoryの研究発表によると、いわゆる西洋薬1079種のFDA（アメリカ食品医薬品局）承認市販薬の24％が、腸内細菌の発育を阻害し、とくに抗精神病薬類にこの傾向が強かったことを示しています。

たとえば、抗不安薬のベンゾジアゼピン系の薬は日本でいまだに非常に多く使われていますが、その効果は2〜6時間と短時間な上に、胃腸への負荷が高く、薬効が切れたときの落ち込みがものすごく激しいのも問題です。その上、抗不安薬は依存性が高く、長期間にわたって飲み続けることはできません。一般的には、3〜4カ月程度経つと抗不安薬に抗うつ剤を重ねて使い、徐々に、抗うつ剤だけにスイッチングし、最終的には薬を飲まないでもやっていけるようにしていきます。こうした薬はやめ方を間違えると希《き》死《し》念慮《ねんりょ》が強くなるので、処方を厳密にコントロールしないと危険です。

一方、漢方薬は自然界にある植物や動物の骨などが原料のため、副作用の心配が少なく、症状、季節、環境の変化などに合わせて飲み続けたり、飲み分けたりしながら長く付き合っていくことができます。

私の漢方外来には、「何年も飲み続けている抗うつ剤をやめたい」「心の不調を薬に頼らず改善したい」と希望される方が多く来院されます。抗うつ剤などと比べ、漢方薬には効き目がゆるやかなイメージがあるかもしれませんが、**漢方は適切なものを処方すれば薬として非常に切れ味がいい**のも特徴のひとつです。

もちろん、完治するまでには時間を要しますが、西洋薬だけを飲んでいたときには感じられなかった〝心身の調子のよさ〟を実感する方が非常に多い。心と体が同時に元気になっていくために、漢方薬を飲み始めて1〜2週間で表情が明るくなったり、最初は合わなかった目線が合うようになるなど、医師の立場からは明らかな変化が起きていることが見て取れます。

食事×漢方がもっとも効率がいい

漢方薬は素晴らしいものですが、治したい症状に応じて漢方薬だけを飲んでいればいいかというと、それは違います。やはり「医食同源」で、日々の食事こそが健康を維持していくための最高の薬です。心の不調も軽度であれば食事だけで改善が可能なほど、食事は体に大きな影響を与えます。

漢方薬を飲むにしても、日々の食事で腸内環境を整えないと効きも悪いため、**治療では食事と漢方の両輪で取り組む**ことを基本としています。

私たちが口から取り込んだ食事は、胃や十二指腸で消化され、小腸で栄養素の9割が吸収されて血液とともに全身に運ばれていきますが、もし、便秘や下痢などで腸内環境が悪化していると、栄養素の消化・吸収がうまくいかないばかりか、腸内で発生した有害物質が血液の流れにのって全身に運ばれてしまいます。

健康な心身を維持するためには何よりもまず良好な腸内環境が必要であり、腸内環境を整える最善の方法は日々の食事にあるのです。

詳しくは後述しますが、腸内の善玉菌を増やすには、ヨーグルトやチーズ、納豆、ぬか漬け、味噌、キムチなどの発酵食品を日頃から摂ることが肝心です。「腸活」という言葉もよく知られるようになってきましたが、**老化とともに乳酸菌やビフィズス菌といった善玉菌は減少する**ため、腸内フローラを毎日の食事で整えることは絶対に欠かせない養生法ともいえます。

統合医療への目覚め

私のやっているような、西洋医療と東洋医療を混ぜた処方を「統合医療」といいます。平たくいえば、両者のいいとこどりです（笑）。でも真面目な話、アメリカでは実際の治療の現場で統合医療はけっこう行われていますが、日本ではまだまだその融合が進んでいるとはいえません。

私自身は学生のころから漢方に興味があり、独学で勉強を続けていましたが、学生時代も研修医になってからも、「エビデンス、エビデンス」と叩き込まれて西洋医学を学びました。先にも述べたように大学病院時代は糖尿病専門で診ていましたが、検査をしても問題はない、西洋医学では診断のつかない胸の痛みや肩周辺のこりなどの症状で苦しんでいる患者さんが希望される際には、こっそり漢方を処方することもありました。

しかし、それが教授に見つかると「漢方なんて、そんなの効かんやろ」「なんのエビデンスがあって使うんだ」と詰め寄られ、答えに窮することもありました。漢方薬のエビデンスが揃ってきたのは最近のことで、当時は教授を納得させられるだけのデータはなかったのです。

その後、開業医となったとき、胸痛やめまい、下痢などの症状で苦しんでいるけれども、近所のクリニック、中規模病院、基幹病院や大学病院、どこに行っても「検査の結果、とくに問題は見つからないから、しばらく様子をみましょう」と言われ、診断のつかない不調、あるいは未病の状態でつらい思いをしている方々の多さに驚きました。

西洋医学の限界と患者さんのつらい訴え。そこを埋めるのが、まさに東洋医学であり漢方薬だったのです。

漢方薬のいいところは、主訴である胸痛やめまいなどに加えて、**体全体の調子を底上げしてくれる**点です。漢方薬を飲んだ方から、「なんか調子がいい」という言葉を聞くことが本当に多いのですが、よくよく話を聞いていくと、主訴以外のところで、足のしびれがとれたとか、もやもやしていた頭がクリアになったとか、肌ツヤがよくなったとか、プラスアルファのよさをほとんどの方が実感しています。

しかしそれは、不思議なことではありません。漢方をよく知る立場の私からすれば、やっぱりそうですよね、というくらい当たり前の感覚なのです。なぜなら、〝症候群〟で捉えるのが、漢方薬の利点だからです。一見、関連性がないように見える諸症状も、診察室で1日に１００人以上の患者さんと接していると、効能・効果そのままの悩みを持つ方が目の前に座っているんです。そして、それらの症候群を漢方薬なら1剤で治すことができる。これは本当に素晴らしいことです。

一番わかりやすいのは、高齢の男性に多い「おしっこが近くて、腰も脚も痛いし、糖尿病の合併症でじんじんとしたしびれもある」という訴えです。西洋医学で対応すると、頻尿には前立腺肥大の薬、腰痛と脚の痛みには鎮痛剤、鎮痛剤で胃が荒れるのを予防する胃薬、そして、しびれ止め、ビタミンB_{12}など4~5種類の薬が処方されます。

これが漢方薬なら、男性のアンチエイジング剤とも称される「八味地黄丸《はちみじおうがん》」がぴったりで、この1剤で頻尿、足腰の痛み、しびれを治すことができます。

女性に多い更年期障害でも「ふらふらして貧血のような症状もあって、毎日だるいし、なんとなくやる気も出ない」と体にあらわれる症状は複数に及びます。これも漢方薬であれば症候群として捉えることができ、その方の体質に合わせて、「当帰芍薬散《とうきしゃくやくさん》」や「加味逍遙散《かみしょうようさん》」、「桂枝茯苓丸《けいしぶくりょうがん》」などを1剤処方するだけで対応ができます。

漢方薬は心と体をクロスオーバーして、症候群として症状を一気に解消できるのです。

漢方薬がメンタル治療に役立つというイメージはあまり一般的ではないかもしれませんが、たとえば、〈12番　柴胡加竜骨牡蛎湯《さいこかりゅうこつぼれいとう》〉は、抑うつ患者群に3週間投与したところ、中度以上から軽度の改善例が78%に見られ（大原健士郎ほか「新薬と臨牀 34（1）」1985）、神経症患者への8週間の投与では、中度から明確な改善例が全体の75%だった報告もあります（窪田三樹男「Progress in Medicine 14(11)」1994）。

他にも、〈83番　抑肝散加陳皮半夏《よくかんさんかちんぴはんげ》〉が抑うつ、不安神経症に改善効果があることや、〈15番　黄連解毒湯《おうれんげどくとう》〉は統合失調症やPTSD（心的外傷後ストレス障害）にも改善効果があった報告もあります。

保険適用の漢方薬は148種類ありますが、その数だけ多様な症候群があると捉えると、診断がつかない病気を治すのは決して難しいことではないのです。

心と体をトータルで捉える

東洋医学では、心と体をトータルで捉えて、別々にではなく丸ごと治療します。この視点から、人の体質がどのように決定しているかをお伝えしましょう。

漢方では、人体は「気・血・水」の三要素からなると考えます。「気」は生命エネルギーでつまり自律神経系、「血」は全身を巡っている血液、「水」はリンパ液、唾液、尿など免疫力に深くかかわる水分をさします。つまり、**神経系・血液系・免疫系という3つのネットワーク**が互いに響き合い、何かひとつでも流れが滞《とどこお》れば不調となってあらわれる。その3つがうまく巡るには、いわゆる五臓〈肝・心・脾・肺・腎〉の働きが必要不可欠で

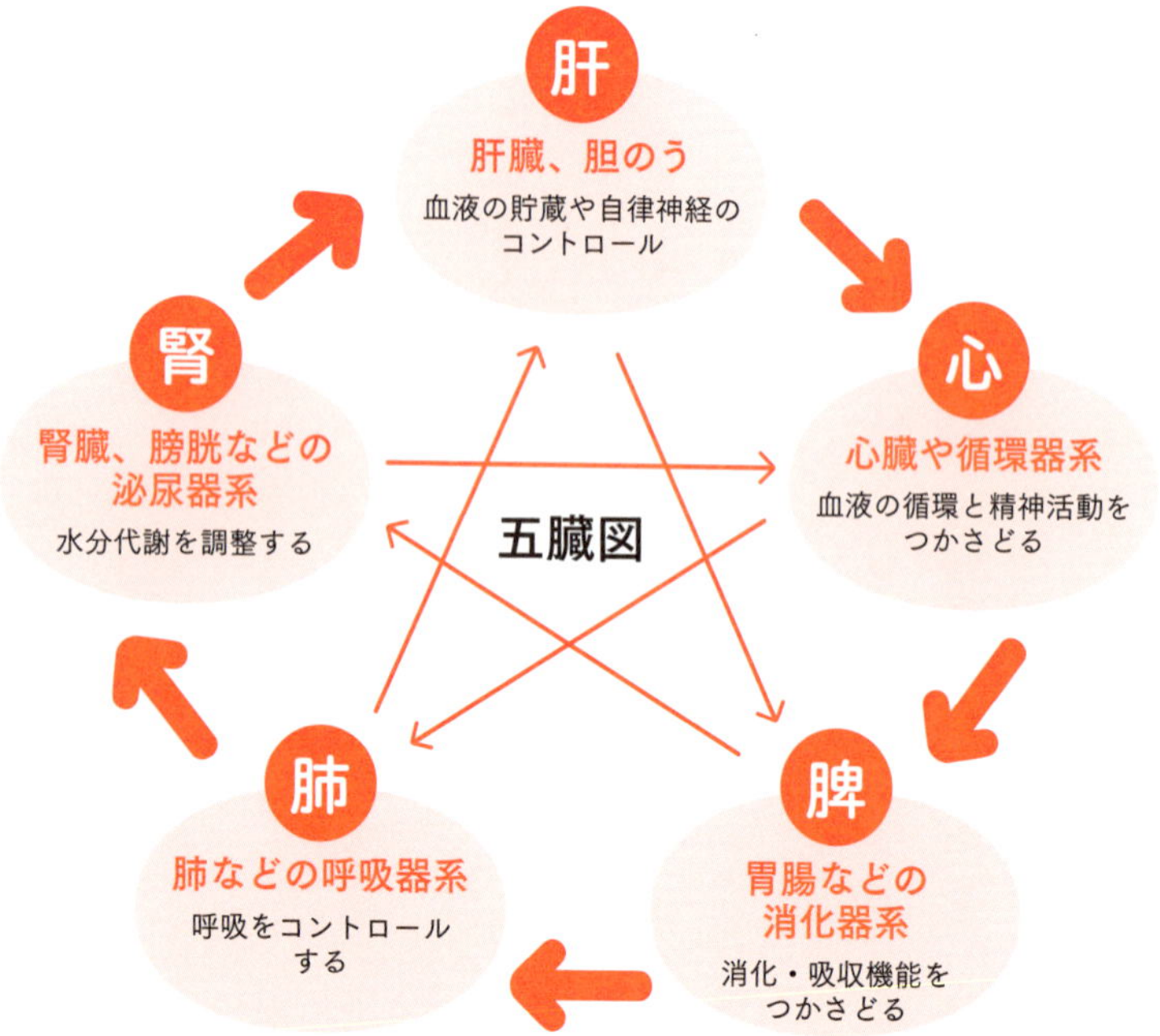

す。

肝臓や胆のうをさす「肝」は血液の貯蔵や自律神経のコントロールにかかわり、心臓や循環器系をさす「心」は血液を循環させ、胃腸などの消化器系の「脾」は消化・吸収にかかわり、呼吸器系をさす「肺」は気を体に巡らせ、泌尿器系の「腎」は腎臓などで、水分代謝に密接にかかわっています。

東洋医学では「気・血・水」の過不足から、さらに体質を分類しています。気虚や血虚などの用語を目にしたことがあると思いますが、シンプルに次のように解釈するとわかりやすいでしょう。

気の不調であらわれるもの

〈気《き》虚《きょ》〉→エネルギー不足

●主な症状／気力がわかない、疲れやすい、食欲減退

生命活動に必要なエネルギーである気が足りていない状態で、疲れや倦怠感があり、体が冷えやすくなります。「病は気から」という言葉にもあるように、気の不足は万病の元となります。無理な行動は控えて、睡眠や休養をしっかりとることが大切です。

五臓の「脾」、つまり胃腸などの消化器系の働きが悪くなると、全身がエネルギー不足の状態に陥ります。

〈気《き》滞《たい》〉→エネルギーの停滞

●主な症状／頭が重い、喉が詰まる、胸のつかえ、お腹が張る

全身を巡る気の流れが悪くエネルギーが停滞しているので、心身が重く、気分がふさぎ

がちに。自律神経のコントロールがうまくいかず、不安感が強くなることもあります。リラックスした生活を心がけ、ジャスミン茶やカモミールティーなど、香りのよいものを摂るのがおすすめです。

全身に気を巡らす役割を担う「肺」や、ストレスによって「肝」の働きが悪くなると自律神経が乱れ、エネルギーの停滞が起こります。

〈気逆《きぎゃく》〉→エネルギーの逆流

主な症状／イライラ、ホットフラッシュ、動悸

気が上半身、とくに頭にのぼると、イライラしたり、更年期に顔が熱くなったり頭がのぼせたりするホットフラッシュを引き起こします。自律神経のバランスが崩れたときにも同じような症状が起こり、その最大の原因と考えられるのが血糖コントロールの乱れです。血糖値の乱高下はイライラの原因となるので、糖質に偏らない食事で気を下げる必要があります。

ストレスによって「肝」の働きが悪くなると気の流れが悪くなり、本来下向きの気が逆流します。

血の不調であらわれるもの

〈血虚《けつきょ》〉→血液(鉄)不足

主な症状/集中力が続かない、貧血、末端の冷え、不眠

全身を巡る血が不足しているタイプで、これは西洋医学でもそのまま、血液が不足していると考えます。若い女性に多く、月経血の量が多すぎたり少なすぎたり、立ちくらみや貧血を起こしやすいなどの症状があります。不足した血を補うのは鉄分です。

「心」の機能が低下すると血が不足し、集中力が落ち、睡眠リズムが乱れて不眠になります。

〈瘀血《おけつ》〉→血液循環不全

主な症状/のぼせ、口の渇き、便秘、足先の冷え

東洋医学では、女性と血の巡りは切っても切れない関係にあり、閉経前後で血が滞りやすくなる更年期世代の女性に圧倒的に多く見られる状態です。若いころには生理でうまく血が出ていたのが出なくなり、さまざまなトラブルが引き起こされます。

上半身に血が溜まるので、肩こり、青黒い目の下のクマ、シミの増加などが起こります。ホットフラッシュが起きやすくなる人もいます。血の巡りをよくするために、ストレッチや運動など体を動かす習慣を取り入れると効果的です。

血液を貯蔵する「肝」の働きが悪いことで引き起こされる状態です。

水の不調であらわれるもの

〈水滞《すいたい》〉→水分代謝異常

● 主な症状／めまい、立ちくらみ、耳鳴り、むくみ、下痢

体内を巡る水の代謝が低下し、体のなかに水分が溜まってしまっている状態です。溜まった水分で血管やリンパ管が膨張して神経などを圧迫することから、立ちくらみや耳鳴りが起こります。6章の〈目グルグルor耳キーン型〉の解説で詳述しますが、体に余分な水分が溜まっているので、当然、むくみも気になるでしょう。水はけをよくする食事や代謝を上げる日常生活での運動が必要な状態です。

泌尿器系の「腎」の機能が落ちると水の代謝が悪くなり、老化も進行します。

心身の不調6タイプ　工藤版「体癖」として

今ご紹介した東洋医学の概念は、現代でも十分に通用するものです。しかし、過度なストレスにさらされた現代の心身の不調を踏まえたとき、より現実に即した体質のタイプ分けがあっていいのではないかと、私は考えるようになりました。

東洋医学で有名なものに、野口整体の「体癖《たいへき》」という考え方があります。骨盤のタイプによって左右される体のエネルギーの流れ方の「癖」から、その人の性格・気質も含んで頭脳型、呼吸器型、泌尿器型といった具合に10タイプに分けた身体観は、後世に絶大な影響を与えました。

体の不調の症状の出やすい部分を単独で捉えるのではなく、メンタルとの密接な結びつきまで含めてトータルで分類したことに歴史的な意味があったと思います。ただ、西洋医学の視点から見ると違和感を感じる部分もありますし、そもそも自分がどの体癖か自己診断が難しいという難点がありました。

私は診療の際、**どの症状を優先的に治したいか**、で患者さんを診ています。なぜなら、たいていの患者さんは複数の不調を併発しているものですし、今もっとも患者さんが治したい不調を軸にして、心身に何が起きているかでタイプ分けしたほうが、治療する上で合理的なことに気づいたからです。

私はつねにシンプルに、「一番困っている不調は何ですか」「どの症状が先になくなったほうが楽ですか」と尋ねています。季節によっても強く感じる不調は変わるので、今その人の心身が優先的に必要とするものを浮き彫りにします。

不調を抱えている患者さんたちはまず前提として、気持ちが落ち込みやすいうつっぽさを抱えています。

その上で、実際の症状の出方としてはほとんどの場合、次のパターンに分かれます。21世紀の新しい「体癖」の概念として、「病名のつかない心身不調」6タイプを提唱します。

A　頭イタイタ型　［イライラ、ストレス、不安障害］

B　肩ガチガチ・首ロック型　［不安神経症、ＶＤＴ症候群］

C　胸バクバク痛む型　［自律神経失調症、不眠、不安神経症］

D　喉ツッカエ型　［倦怠感、抑うつ、不安神経症］
E　目グルグル or 耳キーン型　［抑うつ、ストレス］
X　下痢ピー型　［過敏性腸症候群、ストレス、神経質］

この６タイプに難しい自己診断は必要ありません。

頭が痛いか、首・肩のこりが強いか、動悸や胸痛を感じるか、喉につっかえたような違和感を感じるか、めまいもしくは耳鳴りがあるか、慢性的に下痢を抱えているか——自分の**「一番つらい症状」に該当するものを選ぶだけ**です。この本を手にとられている方には、ぴったり合うものがすぐに見つかったはずです。

複数にあてはまる人も、優先的に治したい症状で、今のご自身のタイプを決めてください。

家系的に心臓が弱いから、とか、若いときはよくめまいが起きていたとかは関係ありません。診察室でも過去の病歴をつぶさに説明しようとなさる方がよくいます。大きな既往歴を知ることは治療方針を決める上ではもちろん大切ですが、私が診察をしたいのは目の前にいる患者さんご自身で、治すことができるのも今起きている症状だけです。

「あなたが一番治したい不調は何ですか？」

この質問に答えていただいて、もやもやとした不調に優先順位をつけ、「今、治すべきもの」にフォーカスしてもらいます。

不思議なもので、**一番強く感じている症状をきちんと治すと、付随する不調も消えたり軽減することがよく起こります。**まずは主訴をひとつ治して、それでも残った不調があれば次の課題として取り組むことで、全身の状態はどんどんよくなっていくでしょう。

自分のタイプに合った食事法が重要な訳

バナナ、アボカド、こんにゃく、ココア……近年さまざまなダイエット食のブームがありましたが、エビデンスに基づいた提案なら、もちろんある一定のプラス効果はあると考えて間違いないでしょう。

しかし、ここで注意していただきたいのが、ある栄養価の高い食品があるからといって、単にサプリやビタミン剤を摂るようにせっせと摂取しても、万人に効くわけでも不調消しに直結するわけでもありません。なぜなら**人には生まれ持っての体質があり、胃腸の**

力も、生活習慣も異なるからです。

Ａ子さんは朝食を抜くと体調がよくなったけれど、Ｂ子さんは朝食抜きが昼と夜の暴食につながってしまう。Ｃ子さんはヨーグルトを食べると腸の調子がよくなったけれど、Ｄ子さんはかえって便秘がひどくなってしまった、という具合に体質はさまざまです。牛乳で元気が出る人もいれば逆にお腹を下してしまう人もいる。

そのひとつの大きな要因は、**腸内細菌の種類が個人によって多種多様**だからでしょう。私たち人間の腸内には１００兆〜１０００兆の、約１０００種類に及ぶ細菌が棲んでいますが、この腸内フローラの原型は母親由来の腸内細菌を受け継いで３歳までに形成されるといわれています。つまりどの種類の細菌がどのくらいあるかの構成パターンはさまざまで、もちろん食事や生活習慣によっても変化します。

東洋医学ではお腹を軸に、その人を体全体で捉えます。たとえば、のぼせやすくてイライラしやすい人は熱を逃がす食事を摂ると胃腸が働きはじめますし、むくみやすくて代謝が悪く気持ちがふさぎやすい人は、体の水はけをよくする食事で重だるさが抜けていきます。メンタルとも密接に連動したその人の体の傾向を把握して、心と体をトータルで捉えて治療するのです。

ですから、**東洋医学においては、同じ病名でも患者さんによってアプローチが変わる**のは当然です。うつっぽさや不安神経症など心の不調という点では同じであったとしても、それが体のどの問題と結びついているか、どのような症状の出方をするかはタイプによって異なるので、私が処方する漢方や食事法もおのずと違ってきます。

タイプにそった食事法のメリットは、**あなたの心身が今もっとも必要としているものを、最良のかたちで摂ることができる**点です。漫然と「体にいいもの」を食べるのではなく、自分の体癖を踏まえた食事をすることが、「不調消し」の最短アプローチです。

いよいよ次章から、各タイプにそった「最良の食事法」をお伝えしていきましょう。ご自身のタイプから読みはじめてもいいですし、ほかの体癖の推奨食材やレシピも参考になるので、ぜひ通しで読んでみてください。

第2章

食の最強コンビネーションで頭痛消し

頭イタイタ型

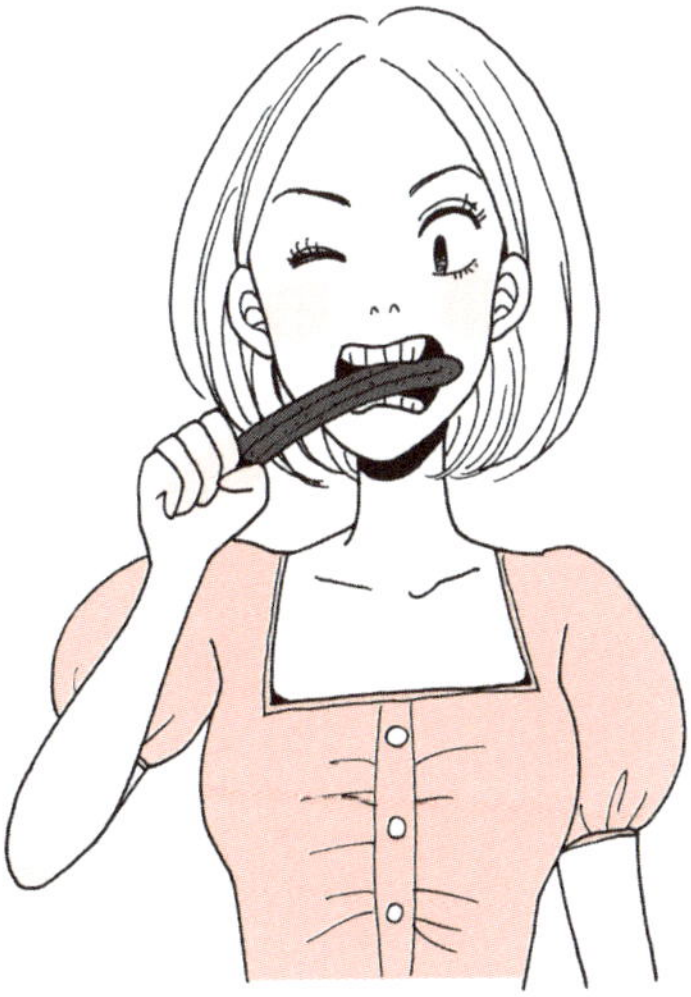

タイプA

頭イタイタ型

●イライラ、ストレス、不安障害●

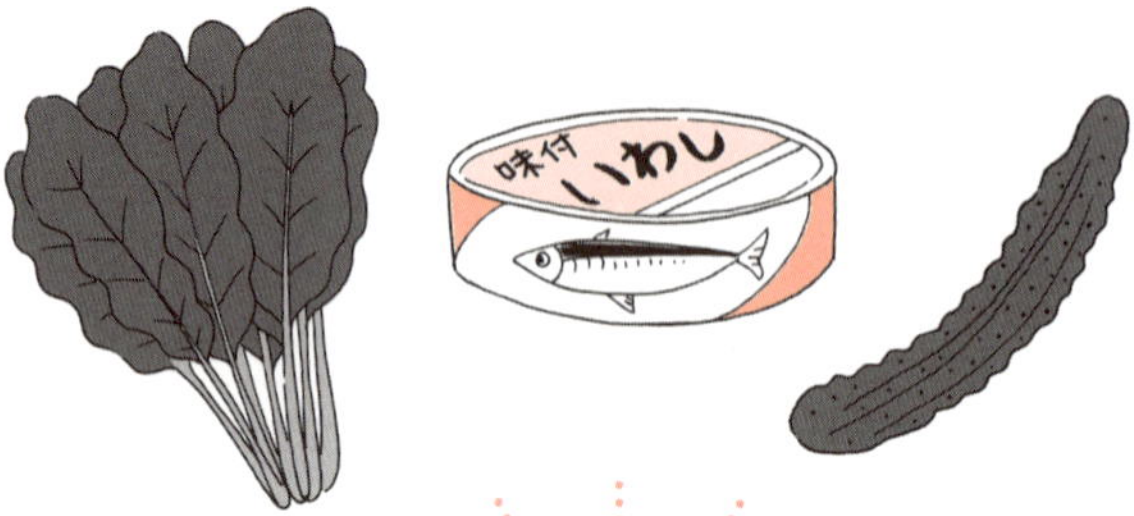

おすすめ食材

カリウム	きゅうり、ほうれん草
アリシン	ニラ
マグネシウム	ほうれん草、日本そば、豆腐、魚介類、納豆、ひじき、海藻類、アーモンド、黒豆、いりごま、干しえび
ビタミンB_2	レバー、ほうれん草、牛乳、ヨーグルト、豚肉、うなぎ
トリプトファン	牛乳、乳製品、肉類、魚類、納豆、ごま、卵黄
オメガ3系脂肪酸	イワシ、鮭、サバ、エゴマ油、亜麻仁油

お手軽 きゅうり、アーモンド

推奨レシピ イワシ缶orサバ缶の生姜煮、ほうれん草と卵の炒めもの、ほうれん草のごま和え、ニラレバ炒め、鮭の牛乳煮

手足の冷え、内臓の冷えが頭痛に結びつく

頭痛は、30代くらいまでの比較的若い年代に多く見られる症状です。

冷えの強い方が目立ち、手足の冷えを自覚している方が多い一方で、一見体力があって**自覚症状はないものの、じつは胃腸が冷えている**、という方がかなりいます。頭痛に加え、顔色が冴えない、唇につやがないといった見た目の特徴があてはまる際には、冷えからくる頭痛が疑われます。また、肩や首のこりをともない、胸焼けがしやすく、しゃっくりがよく出る人もいます。

内臓や手足の冷えは心を過敏にします。性格的には、些《さ》細《さい》なことにイライラして怒りっぽくなり、**対人関係では疑い深く、他人と距離を置こうとする傾向**が見られます。光や音に敏感で、ストレスに弱く、不安障害を併発する方もいます。初診時になかなか医師と目を合わせない方も多く見受けられます。

長所としては、度胸があって仕事をテキパキとこなし、決断力もあって有能なビジネスパーソンが多いでしょう。わりと早口で、早歩きです。こうと決めたら自分の意見を曲げ

頭イタイタ型
肩ガチガチ・首ロック型
胸バクバク痛む型
喉ツッカエ型
目グルグル or 耳キーン型
下痢ピー型

ず、せっかちで思い込みが激しい一面もあるため、まわりからすると近寄りがたかったり、独善的に見えたりすることもありそうです。

冷えが原因となっている頭痛では、水っぽい下痢になることもよくあります。女性が月経周期によって頭痛を起こすのは、血の巡りが悪くなることが主な原因だと考えられますが、冷えからくる頭痛は「水」の代謝が滞ったり、体の一部に水が溜まっていると考えます。エネルギーが停滞している「気滞」の状態とも関係しています。

頭イタイタ型の方の課題はまずは、体を冷やさないこと。**冷えをとるだけで対人関係も温かくゆるんできます。**体の冷える食べ物はなるべく控え、夏でもキンキンに冷えた飲み物を飲みすぎないようにすることが肝心です。

治療のアプローチとしては、脳腫瘍等の外科的な問題を除外すれば、次の2つに分けて対処します。

- **良性頭痛**（偏頭痛、群発頭痛、緊張からくる頭痛）
- **肩こりを併発する頭痛**

まず良性頭痛の場合、緊張性か偏頭痛かなどの種類は問わず、すべてのタイプの方におすすめできるのは、〈31番　呉茱萸湯《ごしゅゆとう》〉です。どれを選ぶか迷ったらこちらを選びましょう。冷えの強い方にも31番が最適です。ただし、頭痛の原因に強いストレスが考えられる場合には、〈124番　川芎茶調散《せんきゅうちゃちょうさん》〉を選びます。

〈31番　呉茱萸湯〉は、体の中心である**お腹を温め、「気」や「血」の流れを乱していた「冷え」をとり除くことで、頭痛を鎮めます。**この31番が面白いのは、慢性頭痛だけでなく、手術のあとの脊椎麻酔後頭痛にも99例中67例で改善が見られ、頭痛と一緒に吐き気も消せることです（山田寛幸ほか「Progress in Medicine 13(2)」1993）。胃腸を整える働きもあるため、胃腸が弱い方の頭痛薬としても最適。「腸脳相関」という言葉どおり、お腹を整えると頭の痛みはとれるものなのです。

とてもよく効くすぐれた漢方薬なのですが、ひとつ難をいうと、かなりまずい（笑）。「一番まずい漢方」などと不名誉なことを言われたりするほどですが、すりおろした生姜とはちみつを加えたお湯に混ぜると飲みやすくなります。

〈124番　川芎茶調散〉は、ストレスによって肝の「気」「血」の流れが悪化することで起こる頭痛に対して、気血の流れをスムーズにすることで頭痛を鎮めます。はっきりしたストレス要因がある方にはこちらを処方します。女性の常習性頭痛、とくに月経に関係した頭痛にも有効です。

二番目の肩こりを併発する人には、みなさんもよくご存知の〈1番　葛根湯《かっこんとう》〉を使います。このタイプの方は、首の後ろから背中が張って強い緊張があり、体表部が冷えている「寒邪《かんじゃ》」という状態にあります。**体表部が冷えて「気」の流れが悪くなると頭痛、神経痛、筋肉痛が生じます。**

また体表部の「水」の流れも悪くなると、筋痙攣《けいれん》を起こして肩や首のこりが強まりますが、葛根湯は水の流れもスムーズにし、体を温めて鎮痛効果も発揮します。成分の葛根には僧帽筋《そうぼうきん》の緊張をほぐす作用があるので緊張性頭痛も緩和しますし、血流改善作用により、肩周囲に溜まった疲労物質を除去してくれます。

多くの方はこの2つのタイプですが、例外として、気圧の変化に由来する頭痛に悩む方には〈17番　五苓散《ごれいさん》〉がおすすめです。

低気圧が近づいてきて天気が崩れそうなときに発症する頭痛などを「天気痛」と呼びま

すが、とくに思い当たる節がないのに、なんだか頭が重たい、偏頭痛がするという人は空を見上げてみてください。どんよりとした曇り空だったり、雨が降っていたりしないでしょうか？　夏場であれば、ゲリラ豪雨が降る直前は一気に気圧が下がるため、「頭痛でゲリラ豪雨が予測できる」などという猛者もいます。

もし、あなたの頭痛が気圧の変化によるものだとしたら、体の働きを高めて余分な水を体の外に出す五苓散を使ってみてください。余分な水だけを出す点が大きな特徴で、雨の予報の2〜3日前から飲みはじめるとよいでしょう。

コラム

★漢方薬の購入方法★

漢方薬には、医師の処方による医療用のものと、ドラッグストアで購入できる一般用のものがあります。使われている生薬《しょうやく》は同一ですが、医療用に比べ、一般用には一日当たりの服用量に対して生薬の配合量が少ないものもあります。

心身に不調を感じていたり、自分の体調や体質に合うものを服用するには、やはり、漢方医のいる医療機関を受診するか、漢方相談のできる薬局での購入がお

頭イタイタ型
肩ガチガチ・首ロック型
胸バクバク痛む型
喉ツッカエ型
目グルグル or 耳キーン型
下痢ピー型

すすめです。

飲みにくいイメージの漢方薬ですが、種類によっては顆粒と錠剤の両方が販売されています。また、内臓脂肪を減らす、更年期障害の症状の緩和、肌トラブルの改善などを目的に、漢方製剤とは別の名称で販売されているものもありますので、ドラッグストアで購入する際も薬剤師などに相談の上、購入するのが安心でしょう。

冷えと血流の改善にイワシ缶のレンチン生姜煮

冷えをとって血流改善。これが、頭イタイタ型の食事のキーワードです。

気や血の流れを乱していた胃腸の冷えをとり除くことで、頭痛を鎮めることができます。内臓の冷えは水分代謝を悪くさせ、血行不良の原因にもなり、それが緊張性頭痛や偏頭痛の引き金となっているケースが少なくありません。

温めて、血流を改善するのにぴったりな食材が、血流改善効果にすぐれた、イワシ缶や

サバ缶などの缶詰めです。魚を調理するのが苦手な方や頻繁に買い物に行く時間のない忙しい方でも、蓋をパカッと開けるだけですぐに食べることができます。生のイワシは小骨が多くて調理するのも食べるのも大変なイメージがありますが、イワシ缶は製造の工程で骨まで柔らかくなっているので、手間をかけることなく魚の栄養素を丸ごと摂取できます。価格も1缶100〜200円程度で、手頃に健康レベルを底上げする栄養素を摂ることができます。

日本人にうつ病や不安神経症が増えたのは、食生活の欧米化によって魚介類の摂取量が減ったからだとする報告もあります。というのも、サバやイワシなどの青魚に豊富に含まれるEPA（エイコサペンタエン酸）やDHA（ドコサヘキサエン酸）に代表される**オメガ3系脂肪酸には、血流の改善効果に加え、脳の細胞膜を柔軟にして脳機能を活性化する働き**があります。

そもそも、脳の約65％は脂質でできていることをご存知でしょうか。極端な脂質制限をしていない限り、現代人の食生活からいって食事から摂取する油が不足することは考えにくいですが、問題はその油の質です。調理に使うサラダ油、ごま油、スーパーのお惣菜やファーストフード、コンビニのお弁当に使われる調理油。これらはほぼすべてオメガ6系脂肪酸に分類されるものです。

とかく現代人は、オメガ6系脂肪酸が過剰摂取になりがちですが、オメガ3系脂肪酸をバランスよく摂取しないと脳にも影響し、感情の情報伝達がうまくいかなくなることでうつ傾向になることが考えられます。

抗炎症作用にすぐれたオメガ3系脂肪酸は、体の火消し役としての効果にも期待が持てます。先にご説明した通り、多すぎる脂肪細胞からは炎症性サイトカインが放出されて「慢性炎症」を引き起こしますが、これを打ち消す作用があるのです。また、イワシ缶やサバ缶には、心の健康に欠かせないビタミンB群、鉄、亜鉛などの栄養素も含まれている点も見逃せないでしょう。

イワシ缶の血流改善効果に冷え解消効果をプラスするのに、おすすめの食材が生姜です。生姜は漢方にも使われる生薬で、体を温める食材ですが、イワシ缶を和の味付けにアレンジするときの相性も抜群です。

一番簡単なのは、味付きのイワシ缶にチューブの生姜を2センチほど加えて電子レンジでチンするだけで完成する「イワシ缶の生姜煮」です。月経周期に合わせて頭痛が起こるタイプの方には、大豆イソフラボンのホルモンバランスを整える働きを狙って、上記に小さじ1～2杯のおからパウダーを加えてからチンして食べるのがおすすめ。おからパウダーを継続的に摂取することで、PMS（月経前症候群）や月経痛も軽減されるでしょう。

一例を紹介すると、ある35歳のキャリアウーマンは仕事中もオフのときも突発的に生じる頭痛に悩まされていました。市販の鎮痛剤を飲むと一旦軽快するものの、2、3時間すると痛みが再燃する状態が続いていました。この方には〈31番　呉茱萸湯〉を処方し、食事はイワシ缶プラス生姜を提案したところ、1カ月後には頭痛の頻度が半分ほどに減りました。体の冷えもなくなってきた3カ月後には、たまに頭痛が起きるものの、鎮痛剤を必要とするほどの頭痛はほぼ起きなくなるまで改善しました。

生姜を上手に使いこなす

冷えが強いタイプの頭痛におすすめした漢方〈31番　呉茱萸湯〉にも生姜が使われています。ただし、漢方医学では生姜は生と乾燥したもので効果が違うとされていますので、使い方にはちょっとしたコツがあります。

まず、冷奴などに添えるおろし生姜など生の生姜は、体の表面を温める作用がある一方で深部の熱をとるといわれ、瞬間的に手先や足先がポカポカした感じを受けるかもしれませんが、結果的に体を冷やします。

反対に、**乾燥させた生姜は体のなかを温めるもの。** 漢方の生薬としても使われる「乾《かん》姜《きょう》」は健康食品を扱うお店で購入もできますが、ご家庭では、生姜を加熱して使うことで乾姜と同じような温め効果を得られます。手間でない方は、スライスした生姜を天日干しして、自家製の乾燥生姜をつくってみてもよいでしょう。

乾燥生姜は、スープや紅茶にそのまま加えるだけで使えるので、とても便利です。ほかに、胃腸を温める作用を持つ香辛料のなかで手軽なのは、唐辛子、山椒、コショウなど少しスパイシーなもの。積極的に摂るように心がけるとよいでしょう。

頭痛消しにはきゅうりの丸かじり

すぐれたやせ食のひとつとして、これまで私は食前にきゅうりを生で1、2本食べることを推奨してきました。きゅうりには脂肪分解酵素「ホスホリパーゼ」があり、非常に効率よく脂肪を溶かしてくれるからです。じつは**きゅうりのダイエットを実践した患者さん**

の多くから、**するするとやせた上に長年の頭痛も同時に治った！**という声を多数聞いてきました。

きゅうりにはカリウムが含まれ利尿作用が強く、体の水はけがよくなることで滞っていた気や血の流れがよくなります。体への作用としては〈17番　五苓散〉に近いイメージです。

棒状のままマヨネーズをつけて丸かじりしてください。塩をつけて食べるのは避けましょう。かえって体の水はけが悪くなり、頭痛の改善に結びつきません。

しっかり噛むことで神経ヒスタミンが分泌され、満腹中枢に働きかけて満腹感が得られますし、リズミカルに噛むことで幸せホルモンのセロトニンが分泌され、ストレスも軽減されます。しかも脂肪もどんどん燃やしてくれるスーパー食材。〝かじる五苓散〟と思って、ぜひ生活のなかに取り入れてみてください。

ほうれん草と卵の炒め物

ミネラルの一種であるマグネシウムには、脳血管の緊張を抑え、炎症を起こしている脳血管内部において、**炎症原因物質の合成や放出を少なくする働き**があります。

日本そば、海藻、魚介類、ほうれん草、ひじき、黒豆、豆腐、納豆、干しえび、いりごまなどに多く含まれる栄養素なので、頭痛の予兆があるときは、朝食に納豆、ランチにワカメなどの海藻が入ったおそば、居酒屋では刺身や冷奴などを選ぶといいでしょう。ただし、豆腐は冷やす作用が強い食材なので、薬味に温める作用のある生姜やネギなどをプラスするようにします。手軽な摂取法としては素焼きのアーモンドをそのままかじるのもおすすめです。

ほうれん草にはマグネシウムを筆頭に、ビタミンB_2、ビタミンC、葉酸、カリウムなど魅力的な栄養素が豊富に含まれています。

偏頭痛の発症には「セロトニン」の不足が関係しているともいわれていますが、**ビタミンB_2にはセロトニンの放出を促す効果がある**とされ、血行障害を起こす過酸化脂質の分解にも役立ちます。

ほうれん草は茹でると栄養素が失われると思っている人も多いですが、ビタミンB_2は熱に強いため短時間茹でる程度では気にする必要はありません。熱や水に弱く茹でたときに失われやすいビタミンCでも、残存率は茹で時間1分で74%、2分で61%です。3分を超えると残存率は50%以下になってしまいますが、1分程度にとどめておけば、しっかり栄養素を摂り入れることができると考えられます。

茎を30秒、葉までお湯のなかに沈めて30秒、湯から上げたあとは洗いすぎない。これで大切な栄養素が水に流れ出てしまうのを防ぐことができます。

ほうれん草といえば、お浸しかごま和えが手軽でおいしく、栄養素としてもすぐれています。お浸しに使うかつお節には食欲を抑える「ヒスチジン」という成分が含まれており、生薬でもあるごまにはさまざまな効能があります。

ごまには、抗酸化作用と血行促進作用があり、なかでも黒ごまには肝臓、腎機能、胃腸の働きを促す作用があり、便通の改善にも役立ちます。粒のままよりもすりごまのほうが栄養の吸収がアップするので、ひと手間加えるようにしてみてください。

ほうれん草を使ったメインのおかずでは、ほうれん草と卵の炒めものなどはいかがでしょうか。卵黄にはセロトニンのもととなる「トリプトファン」が含まれており、ほうれん草のビタミンB_2と一緒に摂ると、相乗効果で頭痛を改善しながら、気分を整えるのに役立ちます。血を補う作用も増強してくれるので、肌のくすみやパサつき髪、生理不順の方にはとくにぴったりです。

タイプA〈頭イタイタ型〉の調査データ

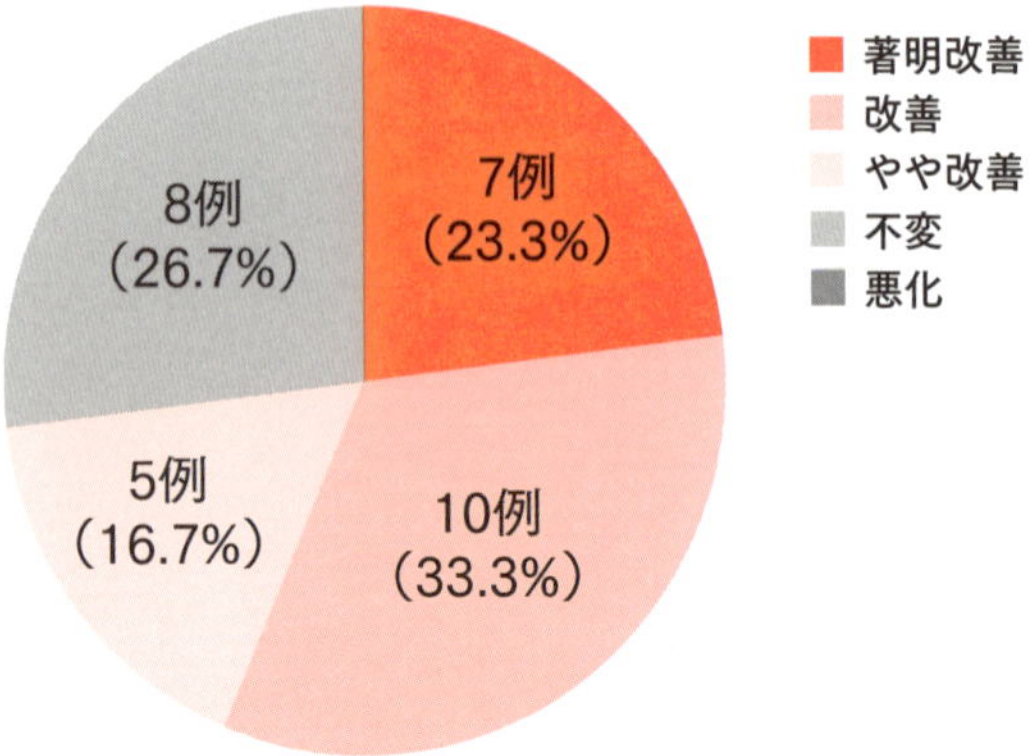

「やや改善」以上の改善率は73.3%

食事療法	ほうれん草の炒め物を中心に、イワシ缶、サバ缶、きゅうりなどを週2〜3日
使用漢方	1番　葛根湯
調査対象	2019年1月〜9月に当院（工藤内科）を受診し、治療を行った外来患者　30例 （平均年齢：30.4±4.3歳、性別：男性10例、女性20例）
主訴	頭痛（頭重感）
治療実施期間	1カ月間

※調査手法：カルテ記録を元に過去に遡ってデータを抽出（レトロスペクティブ・スタディ）評価方法：自覚症状の程度を4段階（3：重症、2：中等症、1：軽症、0：症状無し）で初診時と再診時（治療開始1カ月後）に問診調査。治療前後の自覚症状の改善具合によって、著明改善:3段階改善（3→0）、改善:2段階改善（3→1、2→0）、やや改善:1段階改善（3→2、2→1、1→0）、不変、悪化の5段階で評価。（調査手法・評価方法は本書で共通）

肌のかさつきやイライラなどの更年期症状を併発している方は、カルシウムと鉄分が豊富に含まれたひじきを積極的に摂るようおすすめしています。造血作用のあるにんじんやカルシウム豊富な油揚げを加えると相乗効果が高いでしょう。

当院の、ほうれん草の炒めものを中心とした食事療法の調査データは右図の通りです。1カ月間で半数以上の方が明確に症状の改善を実感しており、「やや改善」まで含めると73・3％の方に効果が見られます。「悪化」は一例も見られず、治療1カ月では効果をあまり実感できなかった患者さんでも2〜3カ月継続して取り組むことで改善した方もいました。

最強コンビ！　ニラレバ炒め

レバーは偏頭痛の要因のひとつであるセロトニン不足の解消に役立つビタミンB_2だけでなく、ビタミンAや鉄分、葉酸なども豊富に含んでいます。低カロリーで低脂質な上、鉄分が新陳代謝を上げて脂肪を燃焼し、ビタミンB_1、B_2が糖質や脂質の代謝を促進するため、ダイエット食としてもすぐれもの。

血を補う作用が強いので、**血虚タイプの方の体質改善にも最適**です。レバーに含まれるヘム鉄と呼ばれる栄養素は、植物性の非ヘム鉄より5～10倍も吸収率が高く、たいへん効率がよいのです。

レバーに含まれるビタミンは、ニラに含まれる成分「アリシン」と一緒に摂ると吸収率が高まるので、ニラレバ炒めは栄養学的に見ても非常に合理的です。精神安定、抗うつ効果も高いので、患者さんには毎週の食事に摂り入れるようおすすめしています。

女性にうれしいポイントとしては、レバーにはレチノールという肌の角質層にヒアルロン酸を増やす成分も含んでいるため美容効果が高く、肌荒れにも効き、免疫力の向上とアンチエイジング効果を発揮します。

かすみ目やドライアイなど、パソコン疲れの人にもおすすめです。

鮭の牛乳煮で頭痛がとれる

もうひとつの特筆すべき最強コンビは、鮭の牛乳煮です。**鮭のオメガ3系脂肪酸と牛乳のビタミンB2の相乗効果が頭痛を緩和**してくれます。胃腸を強くしてくれますし、免疫力もアップさせ、虚弱体質の改善にもなる優秀食です。

ただし、オメガ3系脂肪酸は熱に弱く、酸化しやすいので長時間の煮込み、炒め調理は避けましょう。

鮭に豊富に含まれるアスタキサンチンは、強い抗酸化作用を持ち、細胞の酸化を抑えてくれるので、動脈硬化を予防し、アンチエイジングにもぴったりです。また鮭には血中のカルシウムの働きを助けるビタミンDも含まれており、牛乳に含まれる乳糖やカゼインペプチドはカルシウムの吸収効率を高めるので、非常によい組み合わせといえます。

鮭にほうれん草もそえた牛乳煮や、クリームシチューにするのもよいでしょう。

ここで、牛乳の摂り方のポイントをひとつ。

よく寝る前にホットミルクを飲むとぐっすり眠りやすいといわれますが、じつは朝にこそ牛乳は飲むといい。牛乳に含まれるトリプトファンは14~16時間かけて、セロトニンから睡眠ホルモンの「メラトニン」に変換されるからです。

ですから、鮭の牛乳煮は朝に食べると、寝るころまでにメラトニンが増えて睡眠の質が上がります。

頭痛持ちにワインとチーズは最悪の組み合わせ

近年の糖質制限ブームを受けて、「夜は、炭水化物を食べません」という方がとても増えています。寝るときに、空腹に近い状態であるほうが胃腸の負担も少なく、睡眠の質もよくなるので、この傾向自体に異を唱えるつもりはありません。

しかし、糖質制限ではビールや日本酒などの糖質の多いお酒がＮＧとされ、ワイン、焼酎などの蒸留酒はＯＫとされています。これが、頭痛持ちの方には問題なのです。

日本酒や焼酎などアルコール度数も高く、味にクセのある日本のお酒は若者離れが進む一方で、人気が高まっているのが、酎ハイやワイン。とくにワインは、近年、チリ産のものなどがコンビニエンスストアでも５００円前後で買えるようになり、ますます人気に拍車がかかっています。

私の患者さんでも、「残業して帰宅するのはいつも10時を回っています。ダイエット中なので夕飯を食べるのは気がひけるし、仕事のストレス解消にお酒だけはやめられないので、帰宅後はさっとシャワーを浴びたら、チーズや生ハムをおつまみにして赤ワインをグ

ワインやチーズは頭痛の大敵

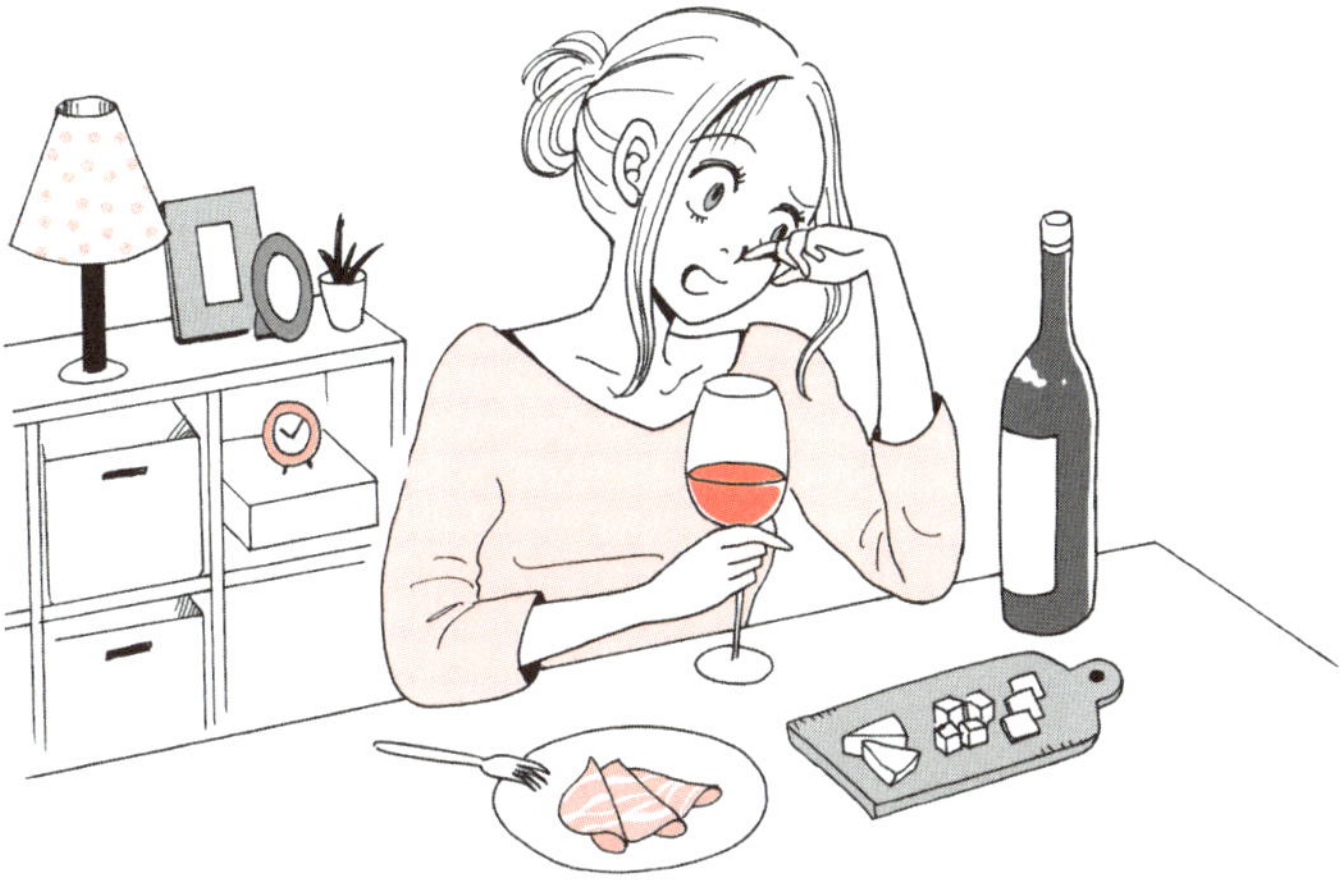

ラス2、3杯程度、ゆっくり飲むのが何よりも楽しみです」という30代の女性がいました。

　この方は、3年ほど前から偏頭痛に悩まされていて、最近、偏頭痛の起こる頻度が多くなってきたことから私の漢方外来を受診されました。お話を伺っていると、最近、役職が上がり、任される仕事の量も責任も大きくなってきたことがプレッシャーとなって、ストレスも増大。それが毎日の飲酒と酒量を増やす原因にもなっているようでした。

　じつは、**赤ワインに含まれるポリフェノール、チーズや生ハムに含まれるチラミン、そのどちらも偏頭痛を悪化させる原因**

になります。

ポリフェノールは抗酸化作用が注目されて、高カカオチョコレートや毎日1杯のグラスワインの摂取が推奨されたりもしていますが、血管を広げる作用があるため、血管が拡張してズキズキと脈打つ偏頭痛にはご法度の栄養素です。


また、ワインと相性のいいチーズ、生ハム、サラミ、ソーセージなどに含まれるチラミンは、アドレナリンやドーパミンに構造が似ている物質で、血管を収縮させる働きによって偏頭痛を誘発するといわれていますので、ストレスが溜まっているときや疲れているときこそ避けたほうがいいでしょう。

また、深夜に暴飲暴食しがちなカップ麺などのインスタント食品やスナック菓子によく使われるグルタミン酸ナトリウムにも、頭痛を引き起こす原因となる血管拡張作用があるので気をつけましょう。

生活のポイント

★激しい運動は控えましょう★

痛みの症状が出ているときは運動を控えるべきですが、日常生活で行う適度な運動は血管を丈夫にします。頭痛は血管の拡張や収縮によって起こるものですから、血管を強くしておくことは頭痛の予防・改善にプラスに働きます。

頭痛は急激な変化によって起こることが多いので、寒い季節のランニングで汗をかいた後に一気に体が冷える、瞬間的なダッシュを繰り返すテニスやバドミントンなどの激しいスポーツはほどほどにしましょう。よく言われることですが、通勤や通学では一駅手前で降りて歩くなど、日常に組み込める形で歩く機会を増やせればベストです。

また、首周辺の筋肉のこりが血流を滞らせ、それが頭痛の原因となっている場合があります。首周辺の筋肉をほぐしておくことが偏頭痛の予防になり、緊張型頭痛の緩和にも役立ちます。

首周辺のストレッチは、反動をつけずにゆっくり行います。頭を前後左右、順番にゆっくり倒し、少しずつ首の位置をずらしながら、心地いいと感じる場所をしっかり伸ばしていきましょう。

また、手足の冷えやすい方は冬場にレッグウォーマーを使うことをおすすめします。このとき冷えるからといって靴下をはいて寝ないこと。足裏から発汗させて熱を逃し、足首からふくらはぎ全体を温めるのが冷え取りのコツです。

頭痛は気圧とも深く関係し、気圧の変化が頭痛の引き金になることがよくあります。高層階に自宅や職場がある方は、毎日、気圧の変化にさらされていますので、エレベーターに乗る前後はゆっくり深呼吸をして、自律神経のバランスが乱れないようにしましょう。

同じように、高速で移動する新幹線でも気圧の変化を受けています。とくに、上りと下りの新幹線がすれ違うときには急激な気圧の変化にさらされてしまうので、窓際よりは通路側の席を確保しておくことをおすすめします。

第3章

脱！糖質依存で頑固なこりをとる

肩ガチガチ・首ロック型

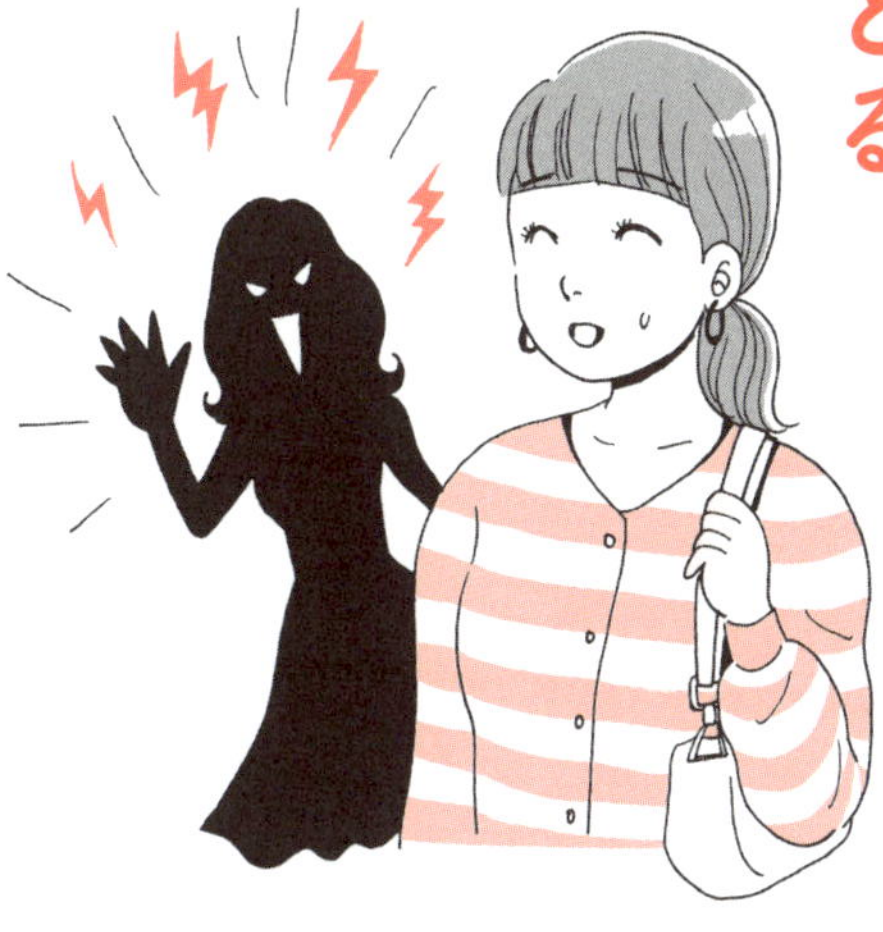

タイプB

肩ガチガチ・首ロック型

●不安神経症、VDT症候群●

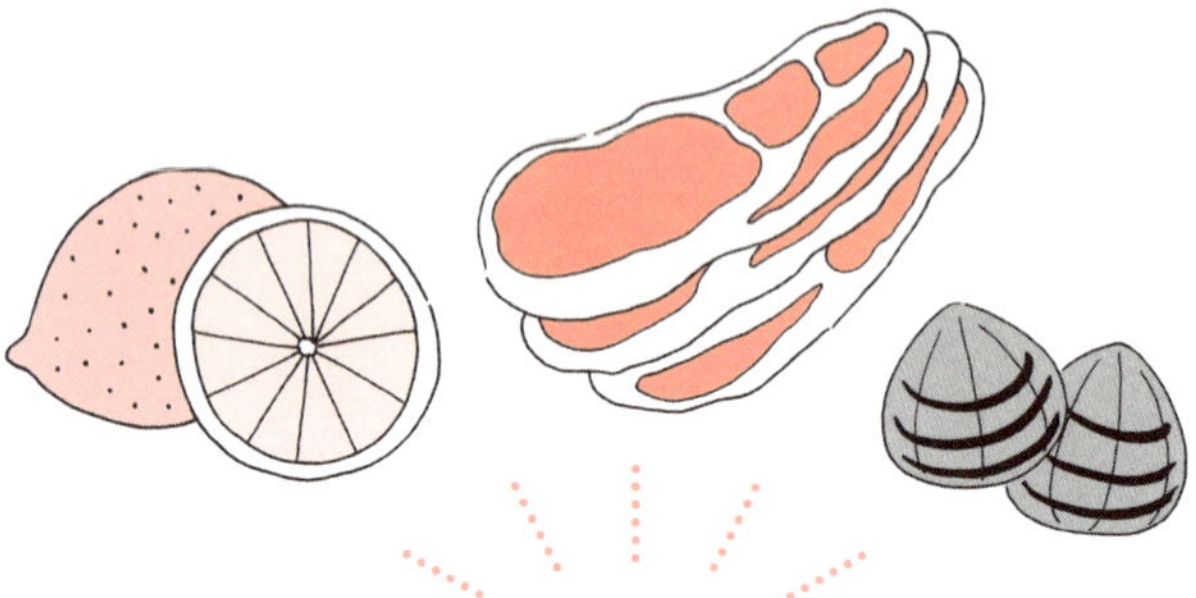

おすすめ食材

イノシン酸	かつお節、煮干し
クエン酸	梅干し、レモン、グレープフルーツ、ライム、パイナップル、イチゴ、キウイフルーツ
ビタミンB_1	豚肉、ごま、大豆、玄米、うなぎ
ビタミンB_{12}	アサリ・シジミ・牡蠣などの貝類、イワシなどの魚類、レバー
ビタミンE	ヘーゼルナッツ・アーモンドなどのナッツ類、アボカド、かぼちゃ

お手軽　（かつお＋煮干し等の）出汁、シナモンティー、ブルーベリー、アーモンド、チーズ

推奨レシピ　梅干しやレモンのはちみつ漬け、豚肉の生姜焼き、アサリの酒蒸し、ゴーヤーのお浸し

対人関係の病

肩こり・首こりは、「対人関係の病」といってもいいくらい、まわりとの関係性に大きく影響を受けます。 ことパソコン作業の長いビジネスパーソンにとって肩こりはつきものですが、人の体は正直で、職場や家庭で苦手な人やストレスフルな人がいると肩こり・首こりとなってSOSを発信するのです。太りやすく、のぼせやすく、高血圧や便秘を併発していることもよくあります。

現代社会では、パソコンやスマホのブルーライトによって交感神経が優位になり、首の緊張で精神不安が強まることが常態化しています。とくに女性の40～50代はよくよく聞くと眼精疲労とともにかなりつらい肩こりに悩まれている方も多くいますが、慢性的な症状のせいか、VDT（ヴィジュアル・ディスプレイ・ターミナル）症候群でも主訴として訴えてくる方はあまり多くありません。

このタイプの方は、真面目で何につけ我慢しやすく、内心イライラしていたり思っていることがあってもあまり外に出しません。自分の感情は飲み込んでしまって会社だとイエスマンになりがち。人からの頼まれごとを断るのが苦手です。あまり目立たない雰囲気で、自分のうちにこもりやすく、どちらかというと人前に出るのを好まない方が多い印象もあります。症状がひどくなると些細なことで不安になって神経過敏が常態化します。

反面、聞き上手でまわりから相談を受けやすく、受容能力が高い人も多いといえます。基本的に頑張り屋さんで責任感が強いので、体がSOSを発しても、自分ではまだまだやれると「疲れている」ことに気づかない場合も多い。頑張りすぎてしまうゆえ、善意の行動なのに時として「おせっかい」な人に見られてしまうこともあります。

肩こり・首こりは大半の方が持っている症状だと思いますが、**このタイプの決め手は「冷えの強さ」**です。しもやけになりやすい方も多くいます。A～Xの他の症状が明確に出ておらず、かつ冷えの強い方がこのタイプに該当します。

肩ガチガチ・首ロック型は原因によって2つのタイプに大別できます。

- **ストレス性のこり**
- **瘀血《おけつ》タイプ（血液循環不全）のこり**

前者はビジネスパーソンに多く、後者は「血」の巡りの滞りから生じているもので女性が中心です。血行の悪さから顔色がすぐれず、シミなどができやすいことも。月経に関するトラブルも多いでしょう。

まずストレス（緊張）からくる肩こり・首こりには、〈12番　柴胡《さいこ》加竜骨《かりゅうこつ》牡《ぼ》蛎《れい》湯《とう》〉と〈8番　大柴胡《だいさいこ》湯《とう》〉で対処します。ちなみに12番は肩こりはもちろん、先にもご紹介したように、抑うつや不安神経症にも効果を発揮します。便秘がない、または軽度の便秘の方、神経質で些細なことが気になる方は12番、便秘がちでイライラしがちな方は8番をお試しください。

体にこもった熱を冷ますことが重要で、柴胡加竜骨牡蛎湯は、「気」「血」を巡らせるとともに心を落ち着かせ、脳の興奮からくる不安や不眠、肩こりなどを改善します。抗炎症作用や機能亢進《こうしん》状態を鎮める作用があり、竜骨と牡蛎には精神安定作用があります。

ストレスによって引き起こされる精神症状（不安、不眠、動悸、多汗、異常な興奮など）をともなうものにとくによい薬です。

首・肩を触ったときに熱い人は、目が充血気味で手も熱いのですが、そういうほてった体から熱をとるのにも、この12番は最適といえます。

頑固な便秘を併発している人は、「肝気」を巡らせ、ストレスなどによるエネルギーの停滞を改善する必要があるので、〈8番　大柴胡湯〉で、体内の巡りをよくして体の熱をとり除くとよいでしょう。余分な熱がとり除かれると、滞っていたエネルギーが流れるようになるため、代謝がアップします。

2つ目の血の滞りが原因の方は、**まず全身の血液循環をよくして、のぼせや足冷え、生理痛、月経不順、月経異常などを改善することが先決**です。〈25番　桂枝茯苓丸《けいしぶくりょうがん》〉は構成生薬のすべてに血流を改善させる作用があり、末梢循環改善が期待できます。肩周囲に溜まった疲労物質も除去してくれます。

とくに女性の月経周期に影響を受けて発症する肩こりや、むち打ちなど外傷後の肩こりによく効きます。また、めまい症状を併発している方は25番で同時に消失している例も報告されています（水田啓介ほか「漢方と最新治療9（1）」2000）。

同じ瘀血タイプでも、比較的体力があって便秘に悩んでいる人には〈105番　通導散《つうどうさん》〉を使います。「血」や「気」の流れが悪いと便通が悪くなりますが、下半身に熱を巡らせて、のぼせや足冷えがとれてくると、肩こりが改善します。

出汁で味覚をリセットして、糖質依存から脱却

糖質依存を断ち切ること。これが、肩ガチガチ・首ロック型の食事のキーワードです。

首周辺のこりには、血行改善が一番ではないの？　と思われることでしょう。確かに、このタイプの方に血行の改善は急務ですが、同時に、肩こり・首こりが招いてしまう糖質依存という食行動のクセを修正していくことが、心身のバランスをとって底上げをしていくのに欠かせません。

このタイプの方は、**すべてのタイプのなかで一番太りやすい**という特徴を持っています。血が滞ることで代謝が悪くなっていることが太る原因のひとつですが、肩こり・首こりによって交感神経優位の状態が続くと、人は強く糖質を欲するため、さらに太りやすくなってしまうのです。

「無性にご飯が食べたくてしかたがない」
「1枚だけ食パンを食べるつもりが、食べだしたら2枚、3枚と食べてしまった」
「糖質制限中なのに、頭に浮かんでくるのは、白米、うどん、パスタなどの炭水化物ばかり」

思い当たる節はありませんか？　ここに、いつものおやつのチョコレートやお菓子なども加わって、このタイプの方の食事日記を見ると、まるで糖質中毒のような食生活になっている方が少なくありません。

糖質を摂るとセロトニンが放出され、一時的に交感神経の緊張がゆるまるので、肩こり・首こりが強いほど甘い食べ物への衝動を抑えきれず、結果的に体重も増えてしまいます。

糖質依存から脱する救世主は、**日本人にはなじみの深い「出汁」**です。

出汁のかつお節には、セロトニンをつくる「トリプトファン」が含まれており、糖質を摂らずとも交感神経の緊張をゆるめることができます。「甘いものが食べたい！」と思ったら、その前にお出汁を1杯ゆっくり味わって飲む。これだけで、糖質の量を減らすことができます。

私が「やせる出汁」として推奨しているレシピは、かつお粉3、煮干し粉1、昆布粉1、緑茶の粉末0・5をミックスしたもの。一回つくっておけば2週間ほどは冷蔵庫で保存できます。マグカップに大さじ1杯の「やせる出汁」を入れて、お湯を150〜200㎖注ぐだけ。

これを毎朝飲むだけで、みなさん2週間で平均5kgほどやせています。

糖質依存になっている方は、濃い味付けを好む傾向があり、舌で味を感知する味蕾《みらい》の反応が悪く、こってり、甘いものでないと舌が満足できなくなっています。よく亜鉛不足は味覚障害を引き起こすといわれていますが、それは、味蕾の細胞の新陳代謝に亜鉛が欠かせないためです。

かつお節の出汁には亜鉛が含まれているので、味蕾の細胞が生まれ変わるのを助けながら、同時に、薄味でも満足できる本来の味覚を取り戻していくことができます。実際、患者さんたちに「やせる出汁」を毎朝1杯飲んでもらうと、**平均5日でほとんどの方が味覚の変化を感じ**、「これまで大好きだったシュークリームが、甘すぎて半分も食べられなかった」などの感想が次々に寄せられています。

温かい出汁には、肩こり・首こりの方には重要な血流の改善が期待できますし、血流の滞りで下がった代謝をアップさせるうまみ成分「イノシン酸」も豊富です。さらに、かつお節には食欲を抑制する「ヒスチジン」という注目の栄養素が含まれていますので、こりの軽減と一緒にダイエットもしたい方は、普段から料理にかつお節をふりかけて食べるのもおすすめです。

出汁レシピをつくるのが手間な方は、化学調味料を使っていない質のいい市販の出汁パックを利用したり、レンジで出汁が引ける出汁ポットを使ってもよいでしょう。コーヒーを淹れる要領で、コーヒーフィルターにかつお節を入れてお湯を注ぐという方法もありますので、ご自分の負担にならない方法を見つけてください。

生薬由来のシナモンパウダー

肩ガチガチ・首ロック型の方に処方する漢方薬には、「桂皮《けいひ》」という生薬を使ったものがいくつかあります。桂皮というのは、**シナモン**のこと。主成分のケイヒアルデヒドはこりの解消に必須の成分で、血行を改善したり、脂肪細胞の縮小や燃焼効果もあります。また、桂皮には毛細血管の若返り効果があることも報告されています（赤澤純代ほか「アンチ・エイジング医学」２０１７年12月号）。ほかにも、血糖値を下げる作用や高ぶった神経を鎮めるリラックス効果、胃腸を整える作用、体を温めて冷えを改善する作用などがあります。

東洋医学的にいうと、**気を「降ろす」作用**があり、気が頭に溜まることによって起こる精神不安・不眠・めまいなども緩和します。

シナモンは古代エジプトで香辛料として使われていたほか、ミイラの防腐剤として使われていたのも有名な話。オイゲノールという成分には強い抗酸化作用があり、体のなかをサビさせないアンチエイジング効果が期待できます。

このように、さまざまな効果を持つシナモンですが、普段、口にするのはアップルパイやシナモンロールなどのパン、スイーツ、カプチーノやチャイなどの飲料くらいのもの。使い方のバリエーションが広がらないのがもったいないところです。味に特徴があるので好みが分かれるとは思いますが、**シナモンスティックにお湯を注いだだけのシナモンティー**はもっとも手軽な摂取方法です。夜、なかなか寝つけないなど不眠でお困りの方は、眠る前にシナモンティーを飲むと、リラックス効果があり、睡眠の質を上げてくれるでしょう。

ほかに、手軽にシナモンを摂取する方法としては、シナモンパウダーを使うことです。自宅で飲むカフェオレにふりかけてカプチーノ風にして飲んだり、トーストにふりかけてシナモントーストにしたり。食べにくい場合は、シナモンパウダーに少しお砂糖を加えてシナモンシュガーにすると食べやすくなります。

シナモンは香辛料ですから、基本的にスパイスを利かせたお料理との相性はいいといえます。いつものカレーに隠し味としてシナモンパウダーを使ったり、カレー味の炒め物やドリア、カレースープ、チリコンカンなど、さまざまな料理で試してみてください。

あらゆるタイプの肩こり・首こりにいいブルーベリー

ストレスからくるこり、血の滞りからくるこりの両方におすすめできる食材がブルーベリーです。

ブルーベリーの紫色の色素には、ポリフェノールの一種である「アントシアニン」が豊富に含まれます。この成分が、目で見たものの信号化をスムーズにしてくれるため、眼精疲労の解消に効果的です。

薬膳ではブルーベリーは（更年期に多い）瘀血《おけつ》タイプによい果物とされていて、血管の若さを保ち、血流を改善し、動脈硬化や脳血管障害などを予防する効果があるといわれています。

ブルーベリーの旬である夏には、生のブルーベリーを冷蔵庫に常備しておくのもいいですし、手軽な冷凍タイプを利用するのもいいでしょう。

生のまま食後のデザートとして食べるほか、ヨーグルトにトッピングして食べるのがおすすめです。また、砂糖控えめの自家製ブルーベリージャムをつくれば、糖質を減らしながら食べる楽しみをなくさずにすみます。

おやつにはアーモンドを

自分の気持ちを表現するのが下手で、イライラを溜めてしまいがちな肩ガチガチ・首ロック型の方々ですが、そのイライラの原因のひとつは血糖値の乱高下にあるかもしれません。ちょっとお腹が空いたな、何かおやつを食べたいなというとき、このタイプの方はつい甘いものに手が伸びてしまいがちで、それが血糖値の乱高下を招きます。

肩ガチガチ・首ロック型の間食には食べごたえがあり、かつ、食べた満足もあって、血糖値を急上昇させないもの。これが基本になります。

頭イタイタ型でもご紹介したアーモンドなどのナッツ類には毛細血管を広げる働きのあるビタミンEが含まれていて、血流をスムーズにするのでやはりおやつに最適です。カリカリとした食感には噛みごたえがあり、マインドフルネス・イーティング（224頁参照）

タイプB〈肩ガチガチ・首ロック型〉の調査データ

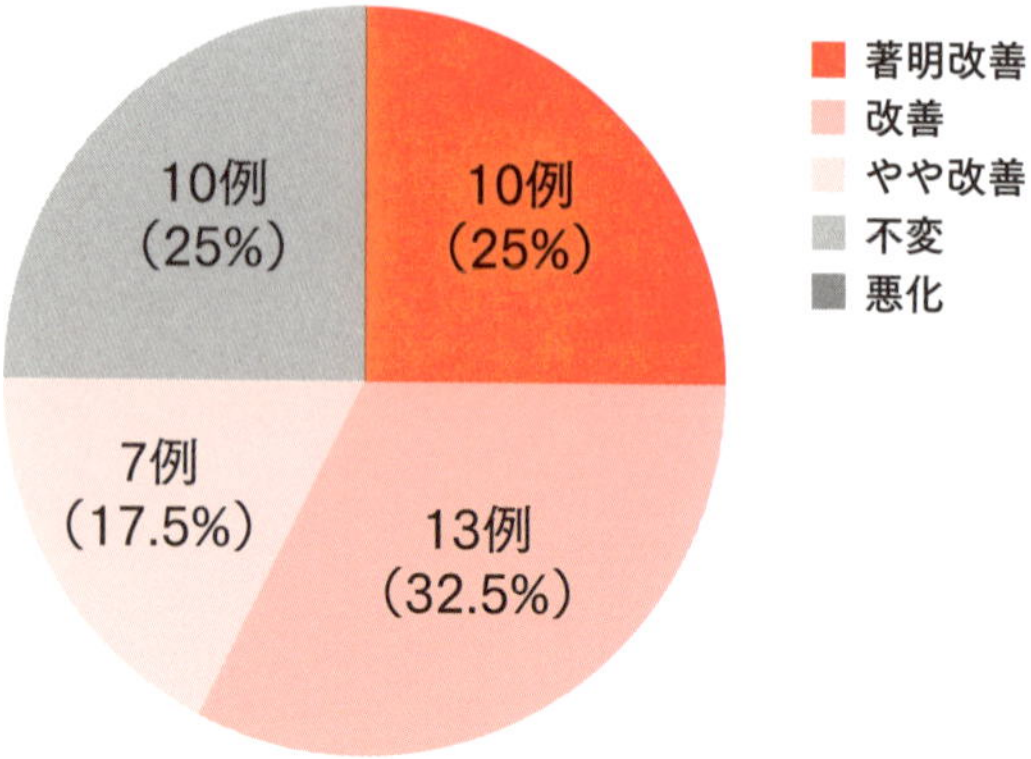

「やや改善」以上の改善率は75%

食事療法	アーモンドを中心に、ブルーベリー、チーズ、シナモンなどを週2〜3日
使用漢方	8番　大柴胡湯
調査対象	2019年1月〜9月に当院を受診し、治療を行った外来患者40例（平均年齢：37.6±5.1歳、性別：男性7例、女性33例）
主訴	首、後背部の違和感（肩こり）
治療実施期間	1カ月間

の要領で食べれば、さらに効果的です。

ほかにおすすめできるおやつとしては、不足しがちなカルシウムやビタミン類が補給できるチーズです。タンパク質や脂質が含まれるので、満足感が得やすい点でも優秀です。

梅干しやレモンのはちみつ漬けで血流改善

これを食べると肩こり・首こりを悪化させるという食材はとくにありません。

こりの主な原因は、長時間、同じ姿勢でいることで血行不良が起こり、疲労物質が排出されず筋肉に蓄積されることにあるので、**疲労物質の排出を促す「クエン酸」を意識して摂る**ことが大切です。

クエン酸は酸っぱさの成分で、**梅干しや果物**に多く含まれます。たとえば、朝のフルーツには手軽なグレープフルーツやキウイフルーツ、イチゴやパイナップル、ランチで選ぶコンビニのおにぎりの具材は梅干し、夜の1杯はレモンサワーやライムサワーにするなど、選べる場面ではクエン酸を選ぶようにするといいでしょう。

この食事法で、実際に、重度の肩こり・首こりが軽減した45歳の男性の患者さんがいます。その方は、半年前に営業職から内勤へと異動になり、パソコン作業の時間が大幅に増えたことや環境の変化によるストレスから首周辺がひどくこり、異動にともない単身赴任となったことから食生活の乱れもありました。これで不調が出ないほうが不思議というような毎日です。

診察室に入ってきたときは猫背で、マンガなら肩の上に重石が載っていそうなくらいどよんとした空気をまとっていましたので、ストレスからくる肩こりにきく柴胡加竜骨牡蛎湯を処方しました。さらに、慣れない一人暮らしですから、あまり多くのことを試してもらうのは負担でしょうし、それがストレスとなっては意味がありませんので、クエン酸の肩こり解消効果をご説明し、ストレスから胃腸の働きも鈍っているようでしたので、**酸味が胃腸の負担とならないよう「梅干しのはちみつ漬け」と「レモンのはちみつ漬け」を食べる**ように指導しました。

どちらも、タッパーなどの密閉容器にはちみつをたっぷり入れ、丸のままの梅干しやスライスしたレモンを漬けるだけですので、普段、料理をしない方でも簡単につくることができます。イライラ、不眠の改善など、精神安定効果が高く、レモンやはちみつの湿潤作用はお肌にもいいので、ぜひお試しください。

この男性には、資料を取りに行く、トイレへ行くなど、離席したときだけでいいので肩や首を回すなどの簡単なストレッチを実践してもらい、梅干しやレモンのはちみつ漬けを朝や夜に食べるようにしてもらったところ、2週間後の再診時にはだいぶ顔色もよくなっていました。

「ガチガチの肩がゆるんだことで、気持ちまで楽になって、漠然とした不安感がなくなりました」とおっしゃっていました。気持ちにゆとりが生まれると、日常生活のなかでももう少し料理をつくってみようとか、積極的な気持ちが生まれてきますので、治療効果はより高まり、不快な症状を遠ざけることができるようになります。

豚肉は生姜焼きかカシューナッツ炒めに

ビタミンB1は筋肉の痛みを緩和し、疲労回復を促進します。普段からあまりビタミンB1を摂取していないと、疲労感を覚えて慢性的な肩こりになりやすくなります。

また、糖質をエネルギーに変換する要《かなめ》となるビタミンB1が不足すると、脳内でも十分なエネルギーをつくりにくくなり、記憶力の低下や情緒不安、うつっぽさを招きやすくもなります。

ビタミンB_1を多く含む代表的な食材は、豚肉、ごま、大豆、玄米、うなぎなどで、なかでも豚肉には非常に豊富に含まれていますが、注意点がひとつ。

豚肉は肉類のなかでも「体を冷やす」性質があるため、肩こり・首こりの軽減をねらうには、**生姜の温め効果をプラスする**とよいでしょう。生姜焼きや豚生姜鍋は黄金レシピといってよいですし、ビタミンB_1の吸収を促すアリシンを豊富に含んだ玉ねぎやニンニクと一緒に炒めるのもおすすめです。

もうひとつのおすすめレシピは豚肉のカシューナッツ炒め。**ナッツ類には毛細血管を広げてくれるビタミンEが豊富に含まれます**が、油と一緒に摂ると吸収率がアップするので相性抜群。悪玉コレステロールを上昇させないオレイン酸が含まれたオリーブオイルで炒めるのがよいでしょう。

アサリの酒蒸しで末梢神経をケア

ビタミンB_{12}は、神経の働きを正常に保つのに非常に重要な栄養素です。肩にある末梢神経に障害が発生しダメージを受けると、痛みとして刺激を受け、肩こりが慢性化する場合もあります。赤血球をつくり出す役割も担うことから、貧血気味の方は鉄不足、ビタミンB_{12}不足が考えられます。

ビタミンB_{12}を含むものに、レバー、シジミ、アサリ、牡蠣などの貝類、イワシなどの魚類などが挙げられますが、なかでもアサリの含有量はナンバーワンです。

レシピとしてはアサリの酒蒸しがおすすめです。**アサリの塩味が「肝」に働き、肝機能を助ける**と同時に、煮汁を飲むことで溶け込んだ栄養素をあますところなく摂れます。ネギを加えて辛味をアップさせると、食欲増進と抗酸化作用も加わってさらによいでしょう。

ゴーヤーで血糖値をコントロール

血糖値のコントロールはダイエットに絶対に欠かせない要素で、とくに6タイプで一番太りやすい肩ガチガチ・首ロック型の方には意識してほしい点です。血糖値が急に上がるとすい臓から「インスリン」が分泌されますが、インスリンは余分な血糖を脂肪に変える働きがあるため、結果、体のなかにどんどん脂肪が溜まって肥満になるわけです。

ゴーヤーに含まれる苦味成分のコロソリン酸やチャランチン、モモルデシンは**「植物インスリン」ともいえる、血糖値を下げる効果**があることがわかっています。肝臓や筋肉でのブドウ糖の取り込みが促進されるので、定期的に食べると効果を実感しやすく、糖尿病の改善にも効果が期待できるといわれています。

さまざまな調査で、ゴーヤーが血中コレステロールや悪玉コレステロールを減少させ、善玉コレステロールを増加させ、脂質代謝を改善することもわかっています。太りやすい肩ガチガチ・首ロック型の方にこそ、生活のなかに摂り入れてほしい食べ物です。お浸しにするのもいいですし、豚肉と一緒に炒めてチャンプルーにしてもよいでしょう。

生活のポイント

★ウォーキングのすすめ★

同じ姿勢を長時間続けていると、筋肉が緊張して血行が悪くなります。その結果、筋肉に酸素や栄養が不足して疲労物質が蓄積され、痛みが生じます。

スマホ、パソコン、ゲーム、デスクワークなどを長時間にわたってするときは、30〜60分に1回は休憩を取り、立って歩く、腕を回す、丸まっていた肩を伸ばすためにアゴは少し上げ、手のひらを正面に向けて肩甲骨を引き寄せるようにするストレッチをしましょう。

また、血流の改善に効果のあるウォーキングを日常に取り入れるのもおすすめです。5分でも15分でも、街路樹や空など眺めながら、ぶらぶら歩くことからはじめてみましょう。

じつは私も、以前は徒歩5分の距離でも車で移動する生活でしたが、半年ほど前から歩く生活に切り替えたところ、それだけで体調がよくなった実感があります。自然の風景や音、季節によって変化する空気を肌で感じることの心地よさ、リラックス効果も大きいですし、実際に歩くことは脳と体にいいというデータがたくさん報告されています。

ウォーキングをしているときは、安静時より30〜50％も多く脳に酸素が供給され、20分間歩き続けるとβ-エンドルフィンやドーパミンなどの快楽ホルモンが分泌されます。さらに10分歩き続けると、幸せホルモンのセロトニンが分泌されることがわかっています。歩くことは心の不調の改善にも役立ちます。

第4章

リラックス効果を高める食事

胸バクバク痛む型

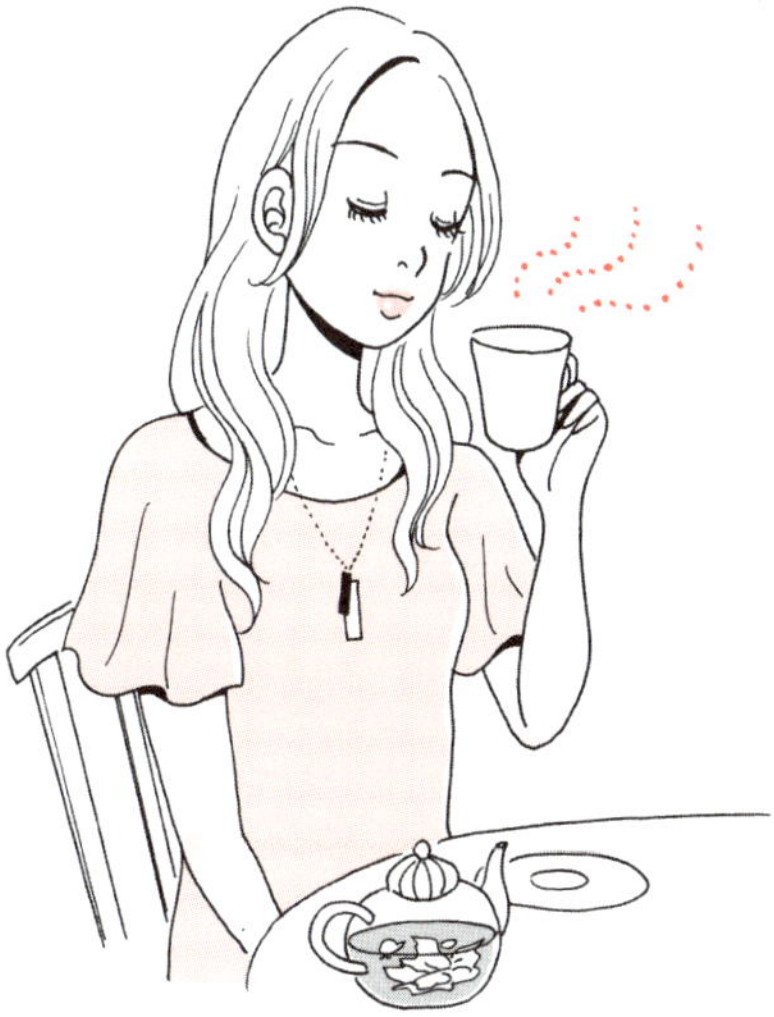

タイプC

胸バクバク痛む型

●自律神経失調症、不眠、不安神経症●

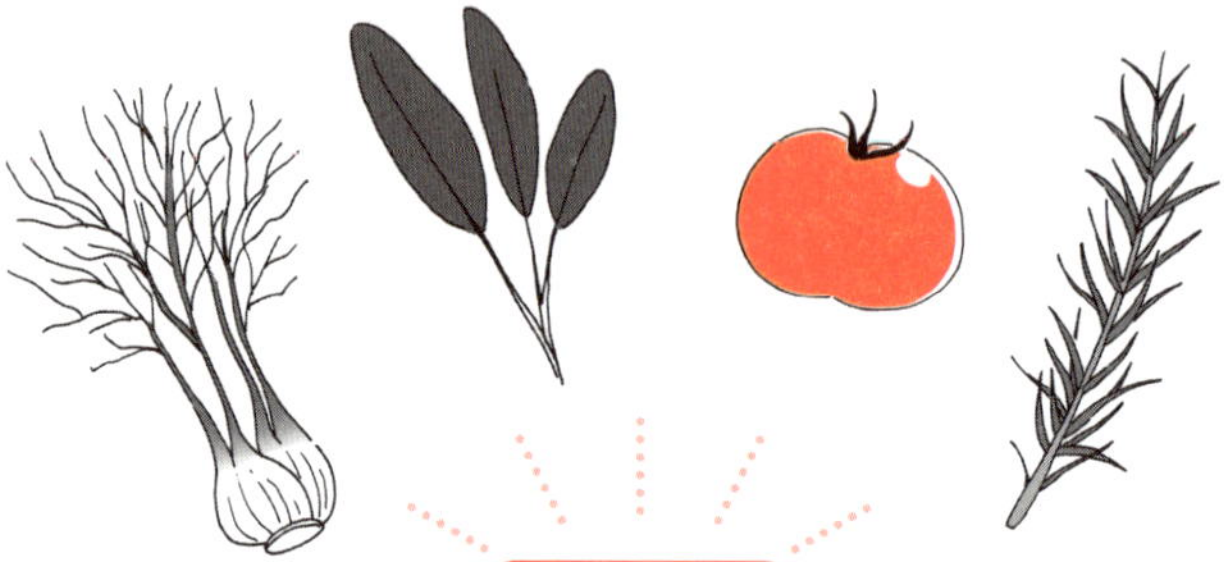

おすすめ食材

ハーブ類	カモミール、セントジョーンズワート、レモンバーム、フェンネル、タイム、セージ、ローズマリー
GABA	トマト、納豆、キムチ
オメガ3系脂肪酸	鮭、イワシ、サバ、エゴマ油、亜麻仁油
タウリン	牡蠣
硫化アリル	らっきょう、ニンニク
葉酸	ナツメ

お手軽　ココア、ジャスミン緑茶、ハーブティー、ナツメ茶、トマト

推奨レシピ　牡蠣とキクラゲのバター炒め、イワシやサバなどの香草焼き、豚のハツの炒め物、らっきょうの黒酢漬け、黒ごま味噌

「気」と「血」のバランスをとる

このタイプの方は、胸・心臓のあたりがよく痛み、胸の脇が苦しい感覚がします。細かいことが気になって動悸がしやすく、精神不安やイライラを慢性的に抱えています。不眠になりやすく、自律神経失調症を併発しやすい状態です。円形脱毛になる方もいます。

緊張すると汗がだらだら出て、苦手な人の顔が思い浮かんだだけで、胸に痛みが走ったりします。比較的体力のある方に見られる症状ですが、病院で心筋梗塞の可能性が否定されているのであれば、いつかよくなる日がきますからご安心ください。

人は悲しいとき「胸が痛む」と言うように、**胸は感情とダイレクトに結びついています。**いわば感情の中心に痛みや動悸があると、些細なことで不安になり、動転しやすくなります。このタイプの方は、受診時にも緊張した様子で、ちょっとした物音にも敏感です。背後のドアがバタンと閉まろうものなら飛び上がらんばかりに驚きます。胸が苦しいので普段から猫背になりがちで、痛みで顔が険しくなりやすいといえます。

性格的には、**まわりから自分がどう見られているか気にする方が多い。**他人の細かい言葉じりが気になって、どうでもいいことから被害妄想に陥りがちです。自分の意見はあまり言わずにまわりに合わせがちで、人の話を信じやすい傾向があります。いろんなことを細やかに感じ取れるぶん、よい面に働くと、謙虚で、人にやさしい共感能力を発揮することができます。

胸がドキドキする理由のひとつに、**自律神経の乱れ**があります。急激に強いストレスを感じると交感神経が優位になり、体は緊張状態になって血管も収縮します。更年期世代では、ホルモンバランスの変化から動悸が起こることも考えられます。血液の貯蔵や自律神経のコントロールと密接に結びついた「肝」に気を巡らせて、体にこもった熱を逃がすことがポイントです。

治療のアプローチとしては次の4つのタイプに分けられます。

- **胸痛が強い**
- **不安のある動悸**
- **(不安をともなわない)ただの動悸**
- **胸のつっかえ(胃のつっかえやむかつき感)が強い**

まず、胸痛が強いタイプには、先にもご紹介した〈12番　柴胡加竜骨牡蛎湯《さいこかりゅうこつぼれいとう》〉を使い、体の余分な熱をとって、イライラ感をとり除きます。

不安のある動悸があり、便秘傾向の人も12番を使いますが、胃腸が弱く下痢しやすい人には〈26番　桂枝加竜骨牡蛎湯《けいしかりゅうこつぼれいとう》〉がよいでしょう。

人は「気」と「血」のバランスが悪いと、些細なことが気になって落ち着かなくなったり、ちょっとしたことで興奮したりします。いわゆる「神経質」といわれる状態です。「桂枝加竜骨牡蛎湯」は、体のバランスを整える「桂枝湯」をベースにした処方で、「気」と「血」のバランスを整えて、心を落ち着かせます。竜骨と牡蛎には精神安定作用があり、心の異常興奮による熱症状を鎮めることで動悸を抑えてくれます。

3つ目の、とくに不安感をともなわない、ただの動悸止めには〈64番　炙甘草湯《しゃかんぞうとう》〉がよいでしょう。「血」が不足すると、心の働きが悪くなり脈が不安定になったり、動悸や不整脈が生じやすくなるものですが、「炙甘草湯」は心血を補い、脈の気血の流れを改善します。

4つ目の胸のつっかえ、もしくは胃のつっかえやむかつき感がある人は、〈14番　半夏《はんげ》瀉心湯《しゃしんとう》〉を選択します。胃炎や胸焼けの原因である熱症状に対して、黄連《おうれん》や黄芩《おうごん》が抗炎症作用を発揮すると同時に、胃炎による消化器の衰えを人参《にんじん》などが立て直してくれます。ストレスにともなう口内炎や胃腸障害が見られる場合にもぴったりな薬です。

ハーブティーでストレスを遠ざける

ストレスを遠ざけてリラックス。これが、胸バクバク痛む型の食事のキーワードです。西洋医学では病名のつかない胸のドキドキや息苦しさは、東洋医学では「胸脇苦満《きょうきょうくまん》」と呼ばれ、古来より精神的な不安定さと結びつけて考えられてきました。

心の不調が動悸や胸の痛みとなってあらわれるのは、もともとストレスに弱いタイプの方に多く見られる症状ですので、日頃からストレス対策を欠かさないことが最大の予防策。食事でストレス対策に効果を発揮するのは、**香りの強い香味野菜やハーブ**です。香りが自律神経を整え、抗うつ作用、抗不安作用、抗ストレス作用があるといわれています。

香味野菜の代表的なものは、三つ葉、春菊、セロリ、大葉、パクチーなどですが、どれも味のクセが強く、使う料理が限られてしまうのが難点です。そこでおすすめなのが、

ハーブティーです。リラックス効果が高いのは、淹《い》れたときに香りが立つホットでの飲み方ですが、ご自身の好みを最優先にして飲んでいただいてかまいません。

もっとも身近なハーブティーは、ペットボトルでも売られているジャスミン茶でしょう。ジャスミンは茉莉花《まつりか》という名の生薬としても使われていて、香り成分の「ベンデルアセテート」が脳に作用して自律神経を整えるとされています。また、ストレスによる胃痛や腹痛の改善、うつ気分の改善にも効果があるといわれています。ジャスミンにはビタミンCやビタミンEなど美容効果が期待できる成分が豊富なのも、女性にとってはうれしいポイントかもしれません。

とても気分が落ち込んでしまった日。私のおすすめは、**ジャスミン茶と緑茶の茶葉を1対1の割合で混ぜて淹れる「ジャスミン緑茶」**です。ジャスミンの自律神経を整える効果、香りのリラックス効果に加え、緑茶のうま味成分「テアニン」が気分を安定させてくれます。ジャスミン茶の味わいが苦手な方でも飲みやすくなるのでぜひお試しください。

ジャスミン茶以外にも、茶葉やティーバッグで手に入りやすいのは、カモミールティー、ミント、ローズ、菊花あたりでしょうか。フレッシュなミントにお湯を注いで淹れるミントティーは香り豊かで色合いも美しく、リラックス効果も高いですよ。

カモミールティーを摂取するとα波が上昇し、唾液アミラーゼ活性（ストレスで上昇）が低下します（金澤康子ほか調査）。別の、出産後の女性80人を対象とした調査では、2週間カモミールティーを飲んだ群と飲まなかった群で、睡眠の質、産後うつ、産後疲労において、前者は明らかによい数値を示しました（Shao-Min Chang Ms RN et al. *Journal of Advanced Nursing*, 72, 2015）。

サプリメントでおなじみの、**セントジョーンズワートも抗うつ効果が高い**ことが証明されています。軽度・中程度のうつ病障害を有する1757人の患者さんを対象におこなわれた試験において、プラセボ群と比較して明らかな抗うつ効果が見られました（Klaus Linde et al. *BMJ Clinical Research*, 313, 1996）。イミプラミンなどの抗うつ剤と比較しても同様の作用が実証されており、ドイツでは医薬品として広く使用されていますし、欧米では心を明るくする「サンシャインサプリメント」として広く知られています。日本でも健康食品店などでセントジョーンズワートティーが入手できます。

香りの作用という点では、レモンバーム、フェンネル、タイム、セージ、ローズマリーなどのハーブを料理に使うのはもちろん、アロマオイルを活用するのもおすすめです。ご自身の生活スタイルに合わせて、さまざまな香りの楽しみ方を探してみましょう。

ココアが胸のバクバクを鎮める

ココアの主成分、カカオポリフェノールの美容効果は広く知られていますが、抗酸化作用や血糖値の抑制のみならず、血管を広げて血流を促進するというすぐれた効能があります。コレステロールの酸化を防いでくれるので、動脈硬化の予防にもなります。

末梢血管を拡張し、炎症があれば軽減し、弾力性も増してくれる、「血」のバランスをとるのに最適なスーパードリンクがココアなのです。そして何より、**ココアに含まれるテオブロミンは脳内のセロトニンにも作用するためストレスを緩和し、自律神経を調整する効果が高い**という点でも、胸バクバク痛む型にぴったりです。

注意点として、ココアには糖分を加えていない「ピュアココア」と脱脂粉乳や糖分を加えて飲みやすくした「ミルクココア」の2種類があります。後者を毎日飲むと、逆に血糖値が上昇して体重が増えてしまいます。コレステロール値を下げ、メタボの予防にも役立つのはピュアココア。1日のなかで、ホッと一息つく時間をつくるよう心がけましょう。

トマトの「GABA」でリラックス

体に不調があらわれるほどのストレスは、自律神経のバランスを乱します。人前で何か発言をしなければいけないとき、胸の鼓動が早くなる体験をしたことがあるでしょう。そんな交感神経優位の状態は、車のアクセルのごとく気持ちを高揚させるとともに、全身を緊張状態に置き、血管を収縮させます。その結果、胸がドキドキして痛むのです。

自律神経のバランスをとるためには、副交感神経を引き上げること。現代人の生活は交感神経が優位になりやすいだけでなく、加齢とともに副交感神経の働きは弱まることがわかっています。ですから、普段の生活から意識的にリラックス状態をつくることが大切ですし、また、食べ物からリラックス成分を摂り入れることも重要です。

食べ物でリラックス成分として知られるのは、「GABA（ギャバ）」です。GABAというとチョコレートが有名ですが、ストレス過多の胸バクバク痛む型は甘いものを好む傾向にあるので、わざわざ糖質を含むチョコレートを食べるのは避けたいところ。

糖質を気にせず食べることができ、かつ、GABAの含有量が多く、包丁いらずで手軽

タイプC〈胸バクバク痛む型〉の調査データ

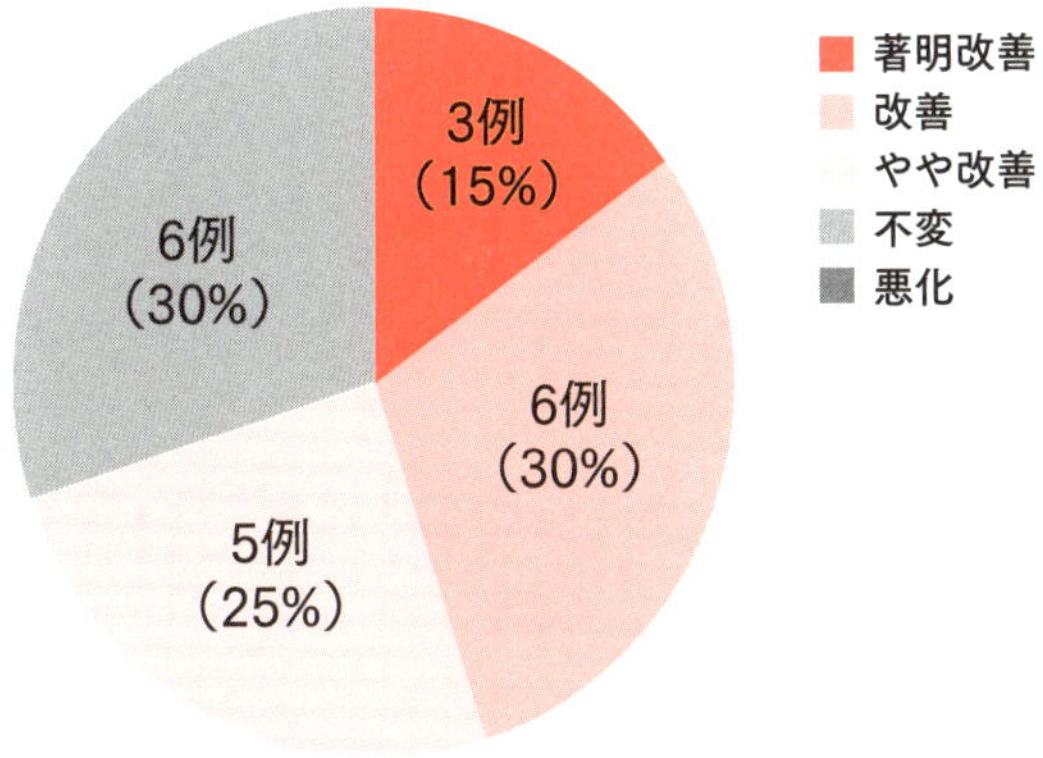

「やや改善」以上の改善率は70%

食事療法	ココアを中心に、トマト、ハーブティー、ジャスミン緑茶などを週2〜3日
使用漢方	12番　柴胡加竜骨牡蛎湯
調査対象	2019年1月〜9月に当院を受診し、治療を行った外来患者20例(平均年齢:35.2±3.2歳、性別:男性4例、女性16例)
主訴	胸部の違和感(動悸)
治療実施期間	1カ月間

に食べられるのがミニトマトです。もちろん、普通のトマトをカットして食べてもかまいません。ちょっと小腹が空いたときのおやつとしてもミニトマトはおすすめです。

トマト以外にGABAを多く含む食材のなかでおすすめしたいのは、発酵食品の納豆とキムチです。腸内環境と自律神経は密接な関係にありますので、善玉菌が多く含まれている発酵食品を摂ることは、さまざまな面から見てもプラスになります。

GABAは体内で神経伝達物質として働き、ストレスを和らげて脳の興奮を鎮め、血圧の低下にも効果があるといわれています。また、脳の血液循環がよくなることから、心の安定にもプラスに働きます。

魚の香草焼きで自律神経を整える

オメガ3系脂肪酸を多く含む魚油には、自律神経の緊張を緩和させる効果があり、中性脂肪の分解を促し、体内の炎症を抑え、高血圧の予防や改善に効果があります。

手軽な方法としては、1日小さじ1杯のエゴマ油か亜麻仁油《あまにゆ》を摂ることが挙げられます。熱に弱い油なので、料理にそのままかけるか、飲み物に混ぜるのがおすすめです。

納豆にかけると、納豆特有の匂いや味のクセが緩和されるので、納豆が苦手な方にも好評の食べ方です。納豆やヨーグルトなど毎日食べる習慣のあるものにかけると摂り忘れ防止にもなりますし、発酵食品は整腸作用が期待できるので、診察室でもこの組み合わせをおすすめすることが多いです。もちろん、野菜炒めやカレーライスなどの料理にかけて摂っても効果に変わりはありません。

エゴマ油や亜麻仁油を調理に使うのはおすすめできませんが、味噌汁程度の温度では栄養素は壊れません。味にクセのない油なので、習慣的に摂る飲み物や汁物に少し混ぜるのもいい方法です。

魚を食べるときには、自律神経を整える作用を持つハーブを衣に混ぜた香草焼きをぜひ試してみてください。イワシ、サバ、鮭などオメガ3系脂肪酸を豊富に持つ魚とハーブの相乗効果で、より一層、自律神経が整えられます。

らっきょうの黒酢漬け、ニンニクのすすめ

らっきょう特有の辛味や匂いのもとである硫化アリルという成分は、ビタミンB_1の吸

頭イタイタ型
肩ガチガチ・首ロック型
胸バクバク痛む型
喉ツッカエ型
目グルグル or 耳キーン型
下痢ピー型

収を助け、肉体疲労や倦怠感の改善に大きな力を発揮します。体を温め、血液循環をよくする働きがあるため、胸の圧迫感や気道の閉塞感を解消してくれるでしょう。

らっきょうに含まれる「食物繊維」は野菜のなかでもトップクラスで、**キャベツの約11倍以上もの食物繊維が含まれています。**しかも、たいていの野菜の食物繊維は不溶性食物繊維ですが、らっきょうのフルクタンは90％以上が水溶性という珍しいタイプ。これは硬い便に水分を与えることで排便を促すので、**便秘に悩まれる方にも最適の食材**です。

らっきょうは黒酢に漬け込むのがおすすめ。黒酢には血液をサラサラにする作用があり、相乗効果が期待できます。

私の患者さんに、42歳の専業主婦で、お姑さんとの関係が微妙で、突然起きる胸痛や動悸に悩んでいる方がいました。ご飯のおともにらっきょうを2、3粒食べ、ほっと一息つきたいときはハーブティーを飲むよう食事指導したところ、2週間後には慢性的な便秘が消え、2カ月後には動悸がほとんど生じなくなりました。お姑さんのことも軽く流せるぐらい心の余裕が持てるようになっていましたね。

また同じ硫化アリルでも、ニンニクの「アリシン」という成分は、血中コレステロールの上昇を抑え、脳を活性化させる働きがあります。ニンニクの「スコルジン」という成分なども、新陳代謝を活発にして血液の循環をよくする働きがあり、胸の圧迫感や気道の閉塞感を解消するのに役立ちます。

〈海のミルク〉牡蠣で血のバランスをとる

漢方の世界では牡蠣の殻の部分を「ぼれい」と呼び、不安、動悸、不眠、頭痛などをとる代表的な精神安定薬として、古くから愛用されてきました。胸焼けをとるのにも適していて、胸痛の強い方に使う〈12番　柴胡加竜骨牡蛎湯〉にはその名の通り、牡蠣殻の成分が含まれています。

食材となる肉の部分は、**肝機能を高めてくれるタウリン**をはじめ、グリコーゲンや必須アミノ酸、ビタミン、ミネラル、亜鉛などの栄養素が豊富に含まれたスーパーエナジーフードです。血の不足を補って疲労回復を促し、気と血のアンバランスさからくる動悸や不安感をとり除いて、イライラやうつっぽさも軽減してくれます。更年期の方にもよくおすすめしている食材です。

生牡蠣を食べるときはぜひレモンをしぼってかけましょう。レモンのビタミンCが栄養

血のバランスをとる最強コンビ

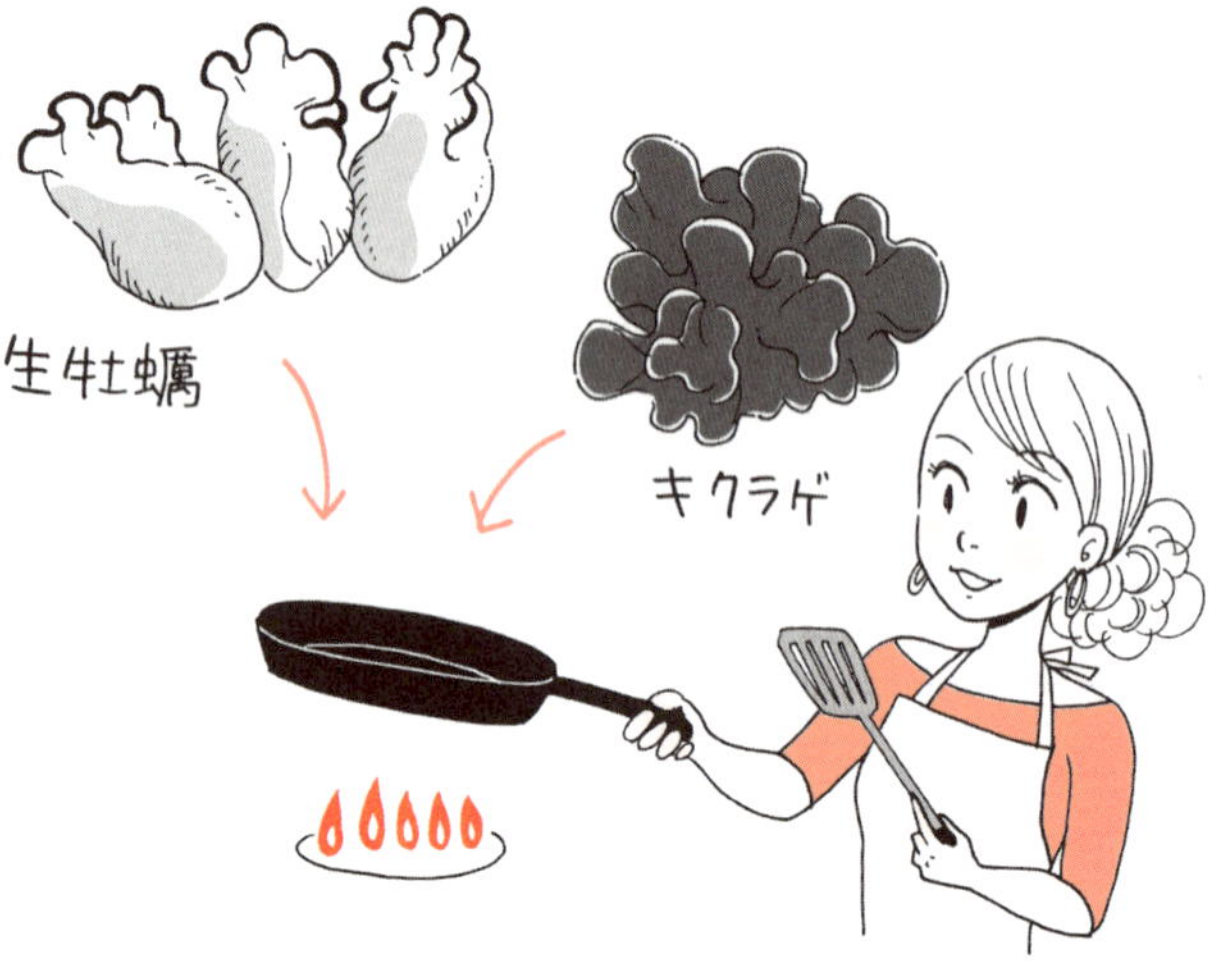

素の吸収をさらに高めてくれます。

生牡蠣にあたるのではと心配な方は、ガーリックソテーにしたり昆布焼きにしてもおいしいでしょう。

また、**血を補ってバランスをとるという点ではキクラゲもおすすめ**です。ビタミンDと鉄分が豊富に含まれていて血液をサラサラにして、動脈硬化を予防してくれます。ゼラチン質も多く含まれることから美容効果も高く、アンチエイジング食としても有名です。

牡蠣とキクラゲのバター炒めやオイスターソース炒めは最強コンビのひとつです。

食で「血」のバランスを回復することが重要で、東洋医学では昔から経験則で、胸痛には「心」の機能を高める食がよいといわれてきました。その代表的なものが**豚のハツ**で、豊富なビタミンが心臓の負担を減らし、疲労回復と動脈硬化の予防に役立ってくれます。

ハツは肉のなかでも低カロリーなヘルシー食です。シンプルに塩コショウでソテーするだけでもいいですし、ボイルしたハツに醬油と七味唐辛子を少しかけて食べたり、野菜炒めにするのもいいでしょう。

カフェインの過剰摂取がドキドキを悪化させる

ストレスを遠ざけてリラックス、がテーマの胸バクバク痛む型にとって、交感神経を活性化させ、緊張状態をつくってしまう食事は避けたいところです。みなさんが日常的に口にするもののなかでは、**カフェインの含有量が多いコーヒー、紅茶、そしてアルコール類**などが挙げられます。1日1、2杯を息抜きに飲む程度は問題ありませんが、体質によってはカフェインを含むものを1日5杯以上飲むと心機能に悪影響を及ぼします。アルコール類も同様に、飲みすぎると血管が拡張しすぎてしまい、一時的に血液が足りない状態となり、心臓のポンプ機能が亢進することで動悸を引き起こします。

また、とくにビジネスパーソンの方々は、眠気覚ましに人気の**栄養ドリンクやエナジードリンクにも気をつけましょう。**これらには、缶コーヒーと同じくらいカフェインが含まれているものが多く、欧州食品安全機関（EFSA）では1日のカフェイン摂取上限量を400mgと定めています。

数年前から、突発的に起こる動悸や胸痛に悩まされていた38歳の男性は、まさにカフェインの摂取によって動悸や胸痛を悪化させていました。仕事に取り掛かる前に、景気づけにコーヒーを1杯、集中力が切れてきたら1杯、食後に1杯とお昼までに3杯は飲み、午後も同じ調子で飲み続け、残業時のエナジードリンクも習慣となっていたそうです。

心臓の病気を疑って専門病院で検査もしましたが異常は見つからず、でも、突発的な動悸や胸痛が治らないため不安な日々を過ごしていました。「自分は病気かもしれない」と思い続ける毎日は、それ自体がかなりのストレスです。さらには、些細なことが気になる神経の細やかなタイプで、よりストレスを多く受け取っている印象がありました。そこにカフェインの過剰摂取が加われば、動悸や胸痛が治るわけがありません。

この方には、まずは、**毎日飲んでいるコーヒーの半分を自律神経を整える作用のある**

ハーブティーに置き換えるようにお話をしました。職場にMYティーバッグを持参するのは最初は抵抗感もあったようですが、同僚たちの「どうしたの？」も一周すればそれ以降は誰も何も言わなくなり、それどころか、旅行のお土産でハーブティーをもらうこともあったそうです。

エナジードリンクに含まれるカフェインはコーヒーなどよりも依存性が高いという報告もあるため、飲む前に一度「本当にそれがないと仕事ができないか」を考えるようにしてもらったところ、摂取量は激減。1カ月が経つころには「そういえば、最近は、動悸を感じることが少ないな」と思うようになり、体調そのものがよくなったことで、気持ちも前向きになったそうです。

どのタイプの方にも言えることですが、コーヒーやアルコールなどの嗜好品は適量飲んでこそリラックスが得られます。くれぐれも、飲みすぎないようにしていきましょう。

シナモン、ナツメ、生姜でつくるナツメ茶

胸バクバク痛む型の方に処方する漢方薬に含まれている成分のなかで、日常でも摂り入

れやすいのが、**桂皮（シナモン）、大棗《たいそう》（ナツメ）、生姜の3つ**です。

桂皮には血行促進や精神安定の作用があり、シナモンスティックやシナモンパウダーで、シナモンティー、カプチーノ、チャイなどの飲み物として摂り入れるのが手軽です。

ナツメは、体を温めて消化器系の働きをよくするとともに、緊張をやわらげて精神的な安定をもたらします。名前や形状からデーツ（ナツメヤシ）と混同しがちですが、植物の科目からして異なる別物ですのでご注意ください。ナツメを乾燥させたものを大棗といい、実際に市販されているものも乾燥タイプのナツメが主流です。葉酸含有量はとくに多く、造血作用を促進するとともに、イライラや不安にもよく効きます。

ナツメ茶には家庭によっていろいろなつくり方があるようですが、もっともシンプルなのは乾燥ナツメを40分〜1時間ほど水で煮て、裏ごししてつくる方法です。このナツメ茶に、シナモンパウダーと生姜のすりおろしを加えてもう一度火にかけて沸騰させたものを飲む方法もあり、胸バクバク痛む型にぴったりの漢方茶といえるでしょう。

生姜の体を温めて血流をよくする作用はよく知られるところですが、漢方医学から見ると、生で食べるとかえって体の中心を冷やしてしまうことから、温かい飲み物や料理で摂ることをおすすめしています。

生活のポイント

★NEATを実践してみよう★

心臓に過度な負担をかけたくない胸バクバク痛む型の方は、運動をするぞ！と意気込むのではなく、日常生活による消費エネルギーを上げる「NEAT（Non-Exercise Activity Thermogenesis）」を実践してみましょう。過剰な運動は絶対に避けてください。

「NEAT」は、ニートと読みます。日本語では「非運動性熱産生」といって、文字通り運動ではなく、通勤や通学時の徒歩や自転車、掃除や洗濯などの家事、いつもの日常のなかで行う動作によって消費しているエネルギーをさします。

1日に消費するエネルギーのうち、基礎代謝が60～70%を占め、NEAT25%、食事10%、運動5%となります。この数字を見れば、NEATを見直す必要性がおわかりいただけるでしょう。

2005年、アメリカの学術雑誌「サイエンス」に発表された研究によれば、「太っている人はやせている人に比べ、座っている時間が1日164分長い」そうです。また、アメリカで50～79歳の男女24万人を9年間追跡調査した研究では、1日のテレビ視聴時間が長い人ほど、心臓血管系疾患での死亡率が高かったというものがあります。もちろん、テレビの見すぎが理由ではなく、テレビの前で座っている時間が長く、筋肉への刺激や血流の低下が原因と考えられます。

NEATを高めるために、以下からできそうなことに取り組んでみましょう。

・普通の歩きのなかに、大股歩きや早歩きを取り入れてみる。
・目的地には少し遠回りして歩いて行く。
・座りっぱなしを避け、仕事の休憩やテレビのCM時などには、立ち上がって、体を伸ばすストレッチやその場での足踏みなどで少し体を動かす。

第5章

自律神経を整え、気の詰まりをとる食養生

喉ツッカエ型

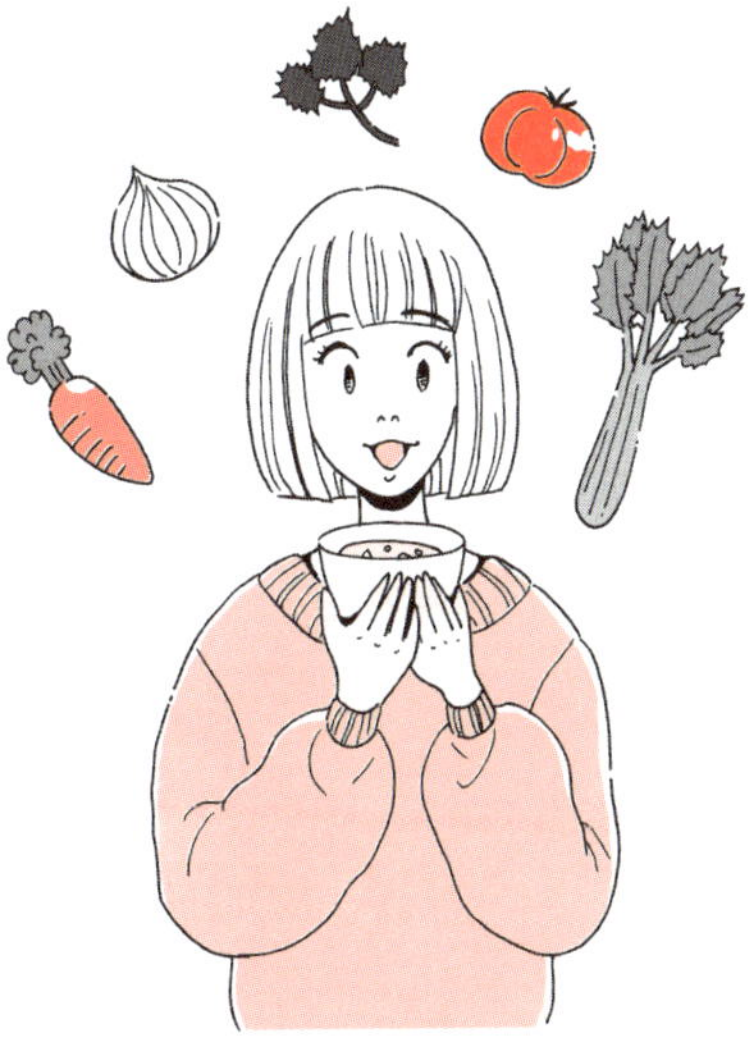

タイプD

喉ツッカエ型

●倦怠感、抑うつ、不安神経症●

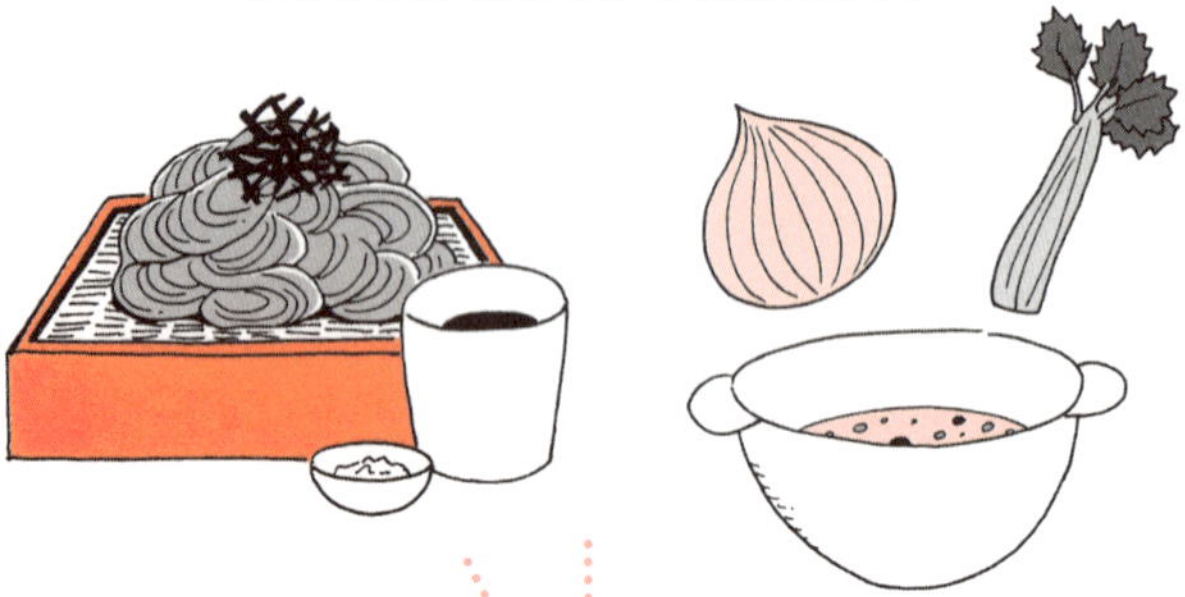

おすすめ食材

クエン酸	梅干し、レモン
カルシウム	セロリ、小松菜
硫化アリル	玉ねぎ
ルチン	日本そば
トリプトファン	豆類、カツオ・マグロなどの魚類、レバー、豚ロース、乳製品
ヘム鉄	豚レバー、鶏レバー、シジミ、アサリ、カツオ
ペリルアルデヒド	シソ

お手軽 シソ納豆、生姜汁、七味唐辛子

推奨レシピ 玉ねぎやセロリなどの野菜スープ（ハーブまたは緑茶パウダー入り）、豚か鶏のレバーの料理、日本そば、大豆のスープ

滞った「気」の巡りをよくする

喉に異物感があり、何か詰まった感じがしたり、締め付けられる感じがする状態です。よく咳払いをする人も多くいます。

いわゆる咽喉頭《いんこうとう》異常感症なわけですが、病院で検査をしてもよく原因がわからないことも多く、逆流性食道炎と診断されることもあります。不快感や異物感をともない、本人にとってはけっこうつらいものです。漢方の世界では、この状態を梅の種が喉に詰まった感じにたとえて**「梅核気《ばいかくき》」**と呼びます。

検査をして、胃酸の逆流や、咽頭がん、食道がんなどの病変によるものでない場合は、強いストレスによる粘膜の知覚過敏や自律神経の乱れが原因としては考えられます。漢方では気の巡りの悪さ、「気滞」からくるものと捉えます。

食べ物は、食道のぜん動運動によって胃まで送られますが、ストレスで自律神経のバランスが崩れると喉や食道の働きが低下したり緊張が強まって、喉のつっかえを感じることがあります。胸の苦しさや、めまい、吐き気をともなうこともあります。日常的に倦怠感があって、抑うつ傾向があります。

物理的に声が出にくかったり、しゃべり辛さを感じることも多いので、言葉に詰まりがちです。話し中に噛みやすく、声が嗄《か》れやすい。**不安になりやすく、しゃべるのが面倒なので、どちらかというと孤独を好み、対立を避けてイエスマンになりがち**です。几帳面な方が多く、たとえば人の話を聞くときによくメモをとる姿が見られます。律儀で誠実なので、詰まりがとれてコミュニケーションが円滑にいくようになると、まわりから信頼を置かれやすいタイプでもあります。

このタイプの方は、何よりも**滞った「気」の巡りをよくする**ことが肝心です。

処方のアプローチは次の3タイプに分けられます。

・喉に何か詰まった感じがする
・ストレスや不安が強い人
・イライラが目立つ人

まず、喉に何か詰まった感じがする人のファーストチョイスは〈16番　半夏厚朴湯《はんげこうぼくとう》〉です。「気」の巡りをよくして、上昇した気を下げる作用があり、喉のつっかえ感や違和感を改善してくれます。

じつは、喉の違和感（咽喉頭異常感症）には不安神経症、咽喉頭の炎症、アレルギーなどが関与しており、気分がふさぎがちになります。**16番には抗不安作用もあるので、まずはこの薬で様子を見ます。**声が出しにくい、かすれ声、咳払いをよくするという人にも良い選択肢です。

ストレスや不安の強い人や、16番であまり効果の出なかった人のセカンドチョイスとしては、〈96番　柴朴湯《さいぼくとう》〉を使います。「気」の巡りをよくする「半夏厚朴湯」に、「肝気」の乱れを改善する「小柴胡湯《しょうさいことう》」を合わせた漢方で、抗不安作用や抗ストレス作用、抗炎症作用などが期待できます。

倦怠感や精神安定にも効果を発揮し、心身症傾向が強く、炎症、アレルギー体質が疑われる場合に向いています。

３つ目のイライラが目立つ人の喉の違和感には〈70番　香蘇《こうそ》散《さん》〉を使います。「半夏厚朴湯」と同様に、「気」の巡りをよくして、上昇した気を下げる作用があるだけでなく、ストレスによる「肝気」の流れを改善することでイライラや不安感を抑えます。明確な抗うつ作用も報告されています。
70番は構成生薬のほとんどが食品に近く（陳皮《ちんぴ》→ミカンの皮、生姜《しょうきょう》→生姜《しょうが》、蘇葉《そよう》→シソの葉）、食欲不振や胃の不快感も改善してくれる体にやさしい薬です。

野菜スープで気の巡りを改善

イライラを鎮めて気を巡らせる。これが、喉ツッカエ型の食事のキーワードです。

症状が喉に出ているだけに、食べ物を飲み込みにくかったりして食事を楽しめない、食欲が減退してしまうなど、日常生活にも影響が出てしまうのがつらいところです。思うように食事が摂れないと気力がわいてこないので、ますます気が巡らなくなるという悪循環に。

喉に違和感があり、食欲がないときでも食べやすいものといえば、やはりスープです。喉のつっかえはストレスや疲労による精神的なダメージや自律神経のバランスの崩れが主な原因ですので、具材にはこれらの症状を改善する効果のあるものを選びます。

私がおすすめする**野菜スープの具材は、玉ねぎ、セロリ、小松菜、大豆、香りづけの**

ハーブまたは隠し味的に緑茶パウダーです。

玉ねぎは、包丁で切ったときにツンと鼻にくる刺激成分「硫化アリル」に神経を鎮める作用があり、イライラ、不眠などに効果があります。また、新陳代謝を促して、疲労回復にも効果があり、胃の働きも高めてくれるので、食欲が落ちているときにも最適です。漢方医学で玉ねぎは、「気」の流れをよくして体を温める作用があるといわれています。

セロリはビタミン類とともにカルシウムが豊富で、精神面の安定にも効果的に働きます。また、スープにすると香りはあまりなくなってしまいますが、**セロリの独特の香りは精油成分といって鎮静作用や抗ストレス作用があり、漢方医学的には「肝」にこもった熱を鎮める作用が強く**、イライラなど怒りの感情を落ち着かせる効果があるといわれています。セロリが苦手な方も多いですが、とくに豆類（大豆、インゲン豆など）と一緒にスープにして煮込むと栄養価の相乗効果も高く、味や香りがマイルドになって食べやすくなるでしょう。

大豆は、幸せホルモン「セロトニン」の原料となる「トリプトファン」を含む食材です。脳内のセロトニンを増やすと自律神経が安定します。

スープの香りづけには、**「気」の流れをよくするフェンネルやクローブ**などのハーブを

タイプD〈喉ツッカエ型〉の調査データ

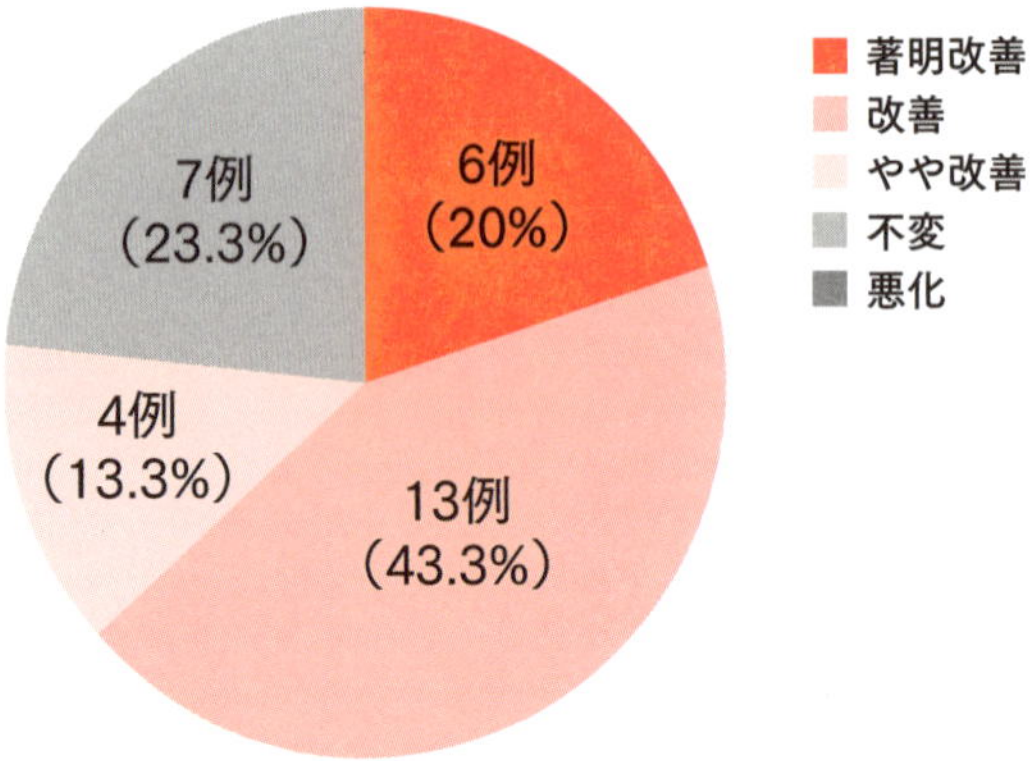

「やや改善」以上の改善率は76.6%

食事療法	野菜スープ(玉ねぎ、セロリ、大豆、ハーブなど)を週2〜3日
使用漢方	16番　半夏厚朴湯
調査対象	2019年4月〜8月に当院を受診し、治療を行った外来患者30例(平均年齢:34.3±4.2歳、性別:男性8例、女性22例)
主訴	喉の違和感、咳払い、不安感
治療実施期間	1カ月間

使うのもいいですし、抗うつ作用がある緑茶の成分「テアニン」をプラスする意味で緑茶パウダーをふりかけるのも手軽です。

ブイヨンなどをベースにカットした野菜と大豆を煮込んだ洋風スープを多めにつくり、2日目以降は、リラックス成分「GABA」が豊富なトマトを加えてトマトスープ、ウコンやクミンなど漢方薬の原料にもなる生薬たっぷりのカレーパウダーを加えてカレー風味スープ、発酵食品のキムチを加えてキムチスープなどにアレンジすると、飽きずにおいしく食べられます。

味に合わせて、にんじん、オクラ、キャベツ、豆腐、牛乳、鮭などもおすすめです。

右図のように、野菜スープの効果は顕著なので、ぜひ日々の生活のなかに取り入れてみてください。

血管に弾力を与える日本そば

もうひとつ気の巡りをよくするのにすぐれた食材が、日本そばです。そばは良質なタンパク質、必須アミノ酸を豊富に含みますが、**水溶性で消化されやすく、胃腸への負担が軽**

いという特徴があります。なんとなく食欲がないときも、おそばなら軽くさっぱり食べられるという人も多いはずです。

ビタミンB_1、B_2も豊富に含まれた高栄養食品ですが、穀物で唯一ルチンが含まれています。**ルチンには、強い抗酸化作用があり、老化でやせた毛細血管に弾力を与えて強くし、血流を改善する**すぐれた働きがあるのです。この血液サラサラ効果が全身の気の巡りをよくしてくれるのです。

そばはとても消化がよいにもかかわらず、体に吸収されにくい「難消化性でんぷん」が主成分なので、血糖値が急激に上がらないというメリットもあります。つまり、血糖値の乱高下を防いでくれるので、ダイエットに最適な食材のひとつです。ただし、市販のそばは原材料の7割近くが小麦粉でもそばと名乗れてしまうため、購入の際はそば粉の割合が多い、いわゆる「二八そば」や「十割そば」を選ぶようにしましょう。

食べるときにはぜひ**七味唐辛子**をふりましょう。江戸時代にルーツをもつ七味唐辛子は食べる漢方薬といわれるほど効能が高く、唐辛子、山椒、芥子《けし》の実、麻の実、陳皮《ちんぴ》、生姜、シソなどが含まれています。脂肪燃焼や利尿効果をより高めてくれるでしょう。

梅干し、レモンなど酸味のあるものを

喉ツッカエ型の人の多くはドライマウスを併発しています。口のなかが乾いているとものが飲み込みづらく、喉に違和感を感じやすくなりますし、免疫力も落ちます。日頃から酸味のある食べ物で**唾液の分泌を促進し、口のなかの乾きを軽減していく**と、つっかえも自然と減ってきます。

梅干しはいろいろな食材のなかでも唾液を分泌させる力がとくに強く、レモンと比較しても倍近くの効果があります。唾液に含まれる消化酵素アミラーゼはでんぷんなどの消化を助けてくれますし、口腔内の細菌の繁殖を抑え、きれいにしてくれます。

梅干しやレモンに豊富に含まれるクエン酸は疲労回復効果が高く、カルシウムをはじめ体に吸収しにくいミネラルの摂取を助けてくれます。梅干しは手軽に梅きゅうにしたり、セロリなどと和えてさっぱりサラダにして食べたり、スープや味噌汁に加えるのもおすすめです。

プロテインファーストの食事術

喉ツッカエ型は気持ちのやさしい方が多く、細かなことが気になりすぎてソワソワしたりイライラしたり、気持ちが落ち着かない傾向にあります。その結果、交感神経が優位な状態が続いて喉が過緊張状態となり、喉の違和感という症状となってあらわれていると考えられます。

自律神経を整えるには、腸内環境を整えることも大事ですが、脳内の「セロトニン」を増やすことも必要です。そのセロトニンの原料となるのがトリプトファンです。

トリプトファンを多く含むのは、**豆類、魚類、肉類、乳製品。** つまり、タンパク質を多く含む物です。ダイエット中の方には全体的に食事の量を控えたり、カロリーを気にしてタンパク質を控える傾向にある方が多くいらっしゃいますが、これが気分の落ち込みの引き金になっていることが少なくありません。

また、ダイエットと健康のためにベジファーストという概念が浸透した結果、最初に食べる野菜の摂取量ばかりが増え、タンパク質を控える結果となっている方も多いです。最

プロテインファーストの食事術

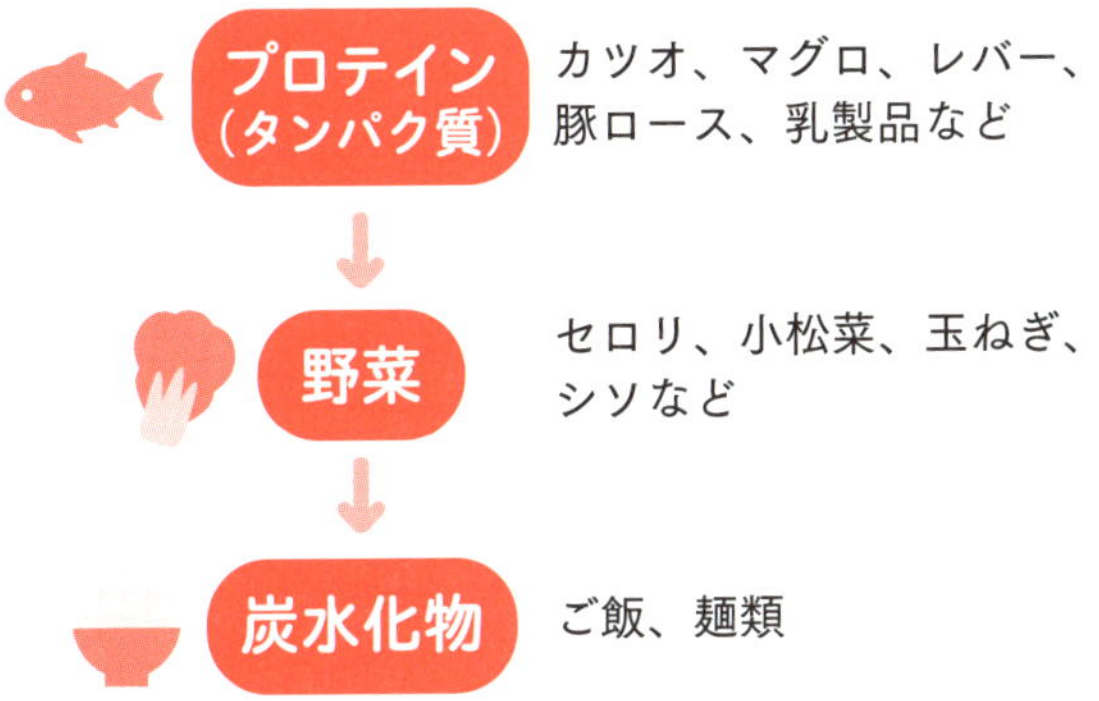

近では、**最初に食物繊維を多く含む野菜を食べると、その後に摂取するタンパク質などの栄養素が食物繊維に絡め取られ、腸での吸収を妨げている**という研究結果も出てきています。つまり、よかれと思って実践していたベジファーストがトリプトファン不足の原因となっていたかもしれないのです。

そこで、私からひとつ提案です。気分障害や気分障害に関連した喉のつっかえなどの症状がある方は、まず2週間程度**「プロテイン（タンパク質）ファースト」**の食事を試してみてください。

〈タンパク質→野菜→炭水化物〉の順番です。

最初にタンパク質を摂ったほうが血糖値も上がりにくくなります。

これで気分に変化があれば、やはり、食事のタンパク質が不足していたという証です。普段の食事を見直し、また、食事とメンタルの関係を探るいい機会だと思って、最初にタンパク質を摂る食事を2週間続けてみましょう。

肉＋ビタミンCで鉄不足を解消

あまり知られていませんが、喉の違和感は鉄欠乏性貧血の方にあらわれる症状のひとつでもあります。診察室でも喉の違和感にめまいをともなう方がいらっしゃいますが、そういった場合は鉄不足である可能性を考えます。

とくに女性の場合、生理によって毎月多くの鉄が排出されるため、およそ半数が鉄不足だという報告もあれば、通常の血液検査では判明しない隠れ貧血を含めると8割近くの女性に鉄が足りていないというドクターもいます。

鉄不足に陥る一因は、タンパク質不足です。鉄には体への吸収がよいヘム鉄と吸収されにくい非ヘム鉄とがあり、同じタンパク質でも大豆、卵、そして鉄の代表選手のように思われているほうれん草を含む野菜は非ヘム鉄です。一方、ヘム鉄は豚レバー、鶏レバー、

シジミ、アサリ、カツオなどに多く含まれます。ヘム鉄の体内への吸収率は10〜30％で、非ヘム鉄は5％以下ですから、効率よく摂取するためには、これらをバランスよく摂ることが欠かせません。

日常的に肉を食べる習慣のある欧米の女性には鉄不足は少ないことからも、レバーをはじめとする動物性タンパク質の重要性がおわかりいただけると思います。

鉄はビタミンCと一緒に摂取すると吸収率がアップするので、**ソテーした豚肉や鶏肉にレモンやライムを絞ったり**、生のまま食べられるパプリカや短時間茹でた（あるいは電子レンジでチンした）ブロッコリーなどビタミンCの多い野菜を付け合わせにしたり、食後にグレープフルーツやキウイフルーツなど比較的糖質が少なくビタミンCをたっぷり含むフルーツを食べるといいでしょう。

喉の違和感にはシソと生姜

私が喉ツッカエ型の方に処方する漢方薬は主に3種類ありますが、そのすべてに含まれている生薬が蘇葉《そよう》（シソの葉を乾燥させたもの）と生姜です。

シソは温性の食材で、冷えをとり、気と血を巡らせる作用があります。β－カロテンの含有量は野菜のなかでもトップクラスで、すぐれた抗酸化作用を持ち、アンチエイジングにも効果的です。香り成分「ペリルアルデヒド」は**胃液の分泌を促して、食欲を増進させると同時に、胃潰瘍も抑制**します。また、肺機能を整えて、神経系の咳や喉の違和感を鎮める作用があるので、喉ツッカエ型には最適な生薬のひとつといえるでしょう。

シソエキスを使った実験では、無動時間（うつ、絶望状態）が短縮され、抗うつ効果があることや（辻稔ほか「日本神経精神薬理学雑誌 28」２００８）、ストレスを与えられたときの攻撃行動が短縮されることも証明されています（俵積田ゆかりほか「薬理と治療 41」２０１３）。

シソには赤ジソと青ジソがありますが、漢方薬には赤ジソを乾燥させたものを使います。両者の効能に大きな違いはありませんが、赤ジソにはシソニンというアレルギー症状を緩和する成分も含まれています。刻んだシソを味噌汁にちらしたり、**シソ納豆**にするのもおすすめです。

生姜は、先にも述べたように、生で摂ると体の中心を冷やすので、熱を加えて摂るとよいでしょう。生姜に含まれるジンゲロールという成分は、加熱することでショウガオールに変化し、血行をよくして血の流れを活性化させます。新陳代謝を活性化し、発汗作用も促します。カップスープやカップ味噌汁にチューブの生姜を1センチほど加えて生姜汁にして飲むなど、わざわざ調理しなくても簡単に摂り入れられる方法から試してみてはいかがでしょうか。

正しい食養生が、改善への近道

喉ツッカエ型は、ほかのタイプに比べると症状が長引くことは少なく、一時的であることが多いようです。とくに避けたほうがいい食材はありませんが、ここまでにご紹介したように、気の流れをよくする食材を意識して食べることで、症状の改善するスピードはグッと高まります。

耳鼻咽喉科などを受診し、器質的な疾患がないと認められれば、**まずは1～2週間、野菜スープを中心とした食事を摂ってみる**ことをおすすめします。

先日は、新卒で働き始めたばかりの22歳の女性が、喉が詰まったような感覚があり、職場の先輩から咳払いの多さを指摘されたことで受診しました。新社会人としての緊張感と希望とは異なる配属先への不安や不満、初めての一人暮らし、いろいろなことが重なり、布団に入るとあれこれ考えてしまい、寝つきも悪くなっているとのことでした。

週末の時間があるときに野菜スープを多めにつくって冷凍しておき、それを1日1回食べるようにすすめました。作りおきができる点が生活スタイルにも合っていたようで、5日を過ぎるころから体の疲れ方が変わってきたといいます。野菜を摂ることで便通もよくなり、その効果もあってか2週間後の再診時には表情がとても明るくなっていました。「職場の環境や人間関係は何ひとつ変わらないのに、自分がやる気になっていることにびっくりです」という彼女の言葉はとても印象的でした。

食べ物によって体調も心も変わる。このことを一度でも体感として味わうと、そこから先の人生において、食との向き合い方が変わってきます。そして、体にとっていい食事が習慣になれば、不快な症状に見舞われることも少なくなっていくでしょう。

生活のポイント

★ガム嚙み&お口ストレッチ★

ガムを嚙みましょう。喉ツッカエ型の方におすすめしている一番の生活習慣はこれです。

先にも触れたように、このタイプの大半はドライマウスを併発しています。日頃からガムを噛んだり、食事では酸味のあるものを取り入れて唾液の分泌を促進することが症状の軽減に役立ちます。

ストレスフルな環境でもガムを噛むことでストレスホルモンの分泌を抑えられ、脳の認知能力や記憶力も高めてくれることがさまざまな研究から明らかになっています。

食前にガムを噛むことで、食事の量を少なくしても満腹感が得やすくなり、食べすぎを防ぐ効果もあるのは大きなメリットでしょう。

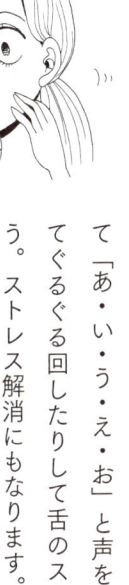

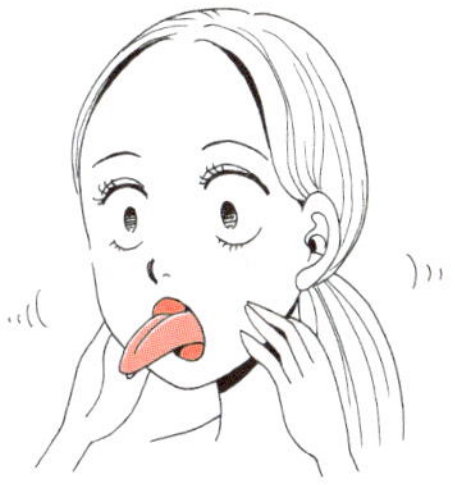

「唾液分泌ストレッチ」もおすすめです。口を大きく開けて「あ・い・う・え・お」と声を出したり、舌を突き出してぐるぐる回したりして舌のストレッチをしてみましょう。ストレス解消にもなります。

「人前でそんなことできないよ」というときには、梅干しを思い浮かべるだけでも唾液の分泌が促進されます。職場でもいつでもどこでも実践できる手軽な健康法です。

第6章

水はけをよくして平衡感覚を取り戻す

目グルグルor耳キーン型

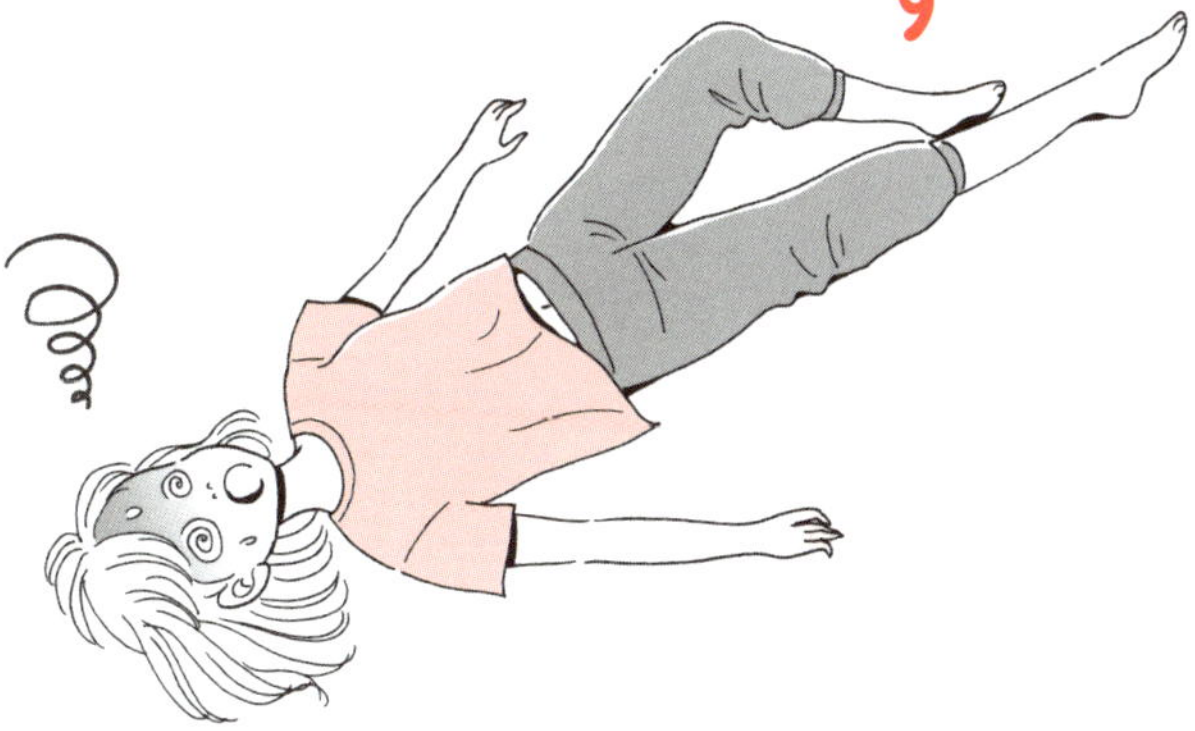

タイプE

目グルグル or 耳キーン型

●抑うつ、ストレス●

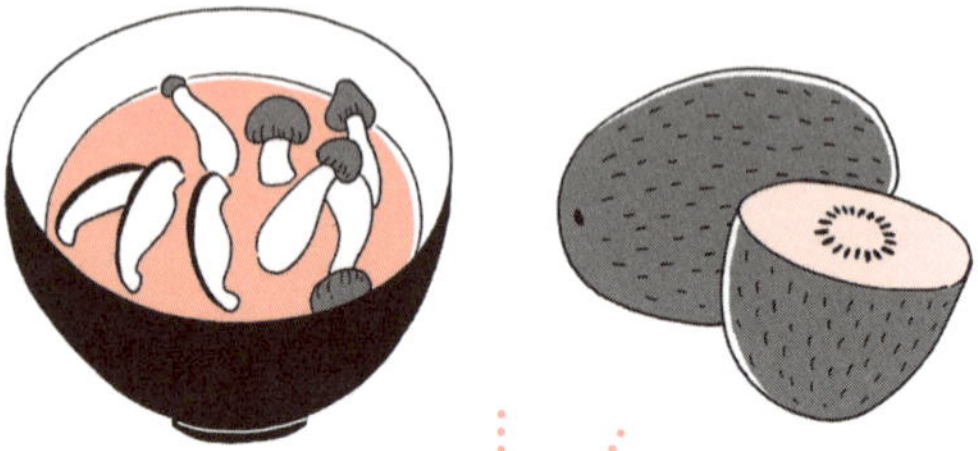

おすすめ食材

カリウム	キウイフルーツ、バナナ
ビタミンE	アボカド、かぼちゃ、うなぎ、アーモンド
ビタミンB_1	赤身の肉、魚（サバ、鮭、マグロの赤身）、卵、大豆や大豆製品、豆類、乳製品
ビタミンB_{12}	アサリ・牡蠣などの貝類、イワシなどの魚類
鉄分	レバー、牛ヒレ、シジミ、海藻類
β-カロテン	シソ（耳鳴りの方に）

お手軽　緑茶コーヒー、キウイフルーツ、納豆

推奨レシピ　まいたけなどのキノコの味噌汁（もしくはスープ）、アサリの酒蒸し

「水滞」が引き起こす心身の不調

めまいと耳鳴りは併発しにくく、どちらか一方の症状に悩まされる方がほとんどで、比較的、体力がない方に多く見られます。女性のおよそ30%がめまいの悩みを抱えているのに対し、男性は13・5%ほどという調査もあり（厚生労働省「平成25年国民生活基礎調査統計表」）、私の実感としても**めまいは圧倒的に女性のほうが多い**といえます。頭痛を併発する人もいます。

めまいはメニエール病、脳幹や小脳の梗塞によるものなら専門医の治療が必要ですが、平衡感覚をつかさどる内耳《ないじ》の不調と深く関連していると考えられます。ストレスや自律神経のバランスの乱れが影響を与えます。

耳鳴りも慢性疲労や寝不足、ストレスによる自律神経の乱れの影響を強く受けて出る不調です。

漢方では、めまいや耳鳴りの原因は**「水」の代謝**にあると考えます。体内から排出しきれない水分が頭部周辺で滞ることで「気」も巡らなくなり、めまい、耳鳴り、立ちくらみなどの症状が引き起こされます。体の水はけが悪い「水滞」状態なので、外見的印象としてはむくみがちで、筋肉がぷよぷよした柔らかい感じの方も多く見受けられます。夏場に冷たい飲み物をガブ飲みする傾向があります。ふらつきがちでまっすぐに歩けなかったり、電車のなかで気分が悪くなりやすかったりします。食が細くて、朝が苦手な方が多いでしょう。

症状のなかに重篤な病気が隠れているというよりは、「気・血・水のバランスが崩れているよ」「水分代謝が滞っているよ」ということを知らせる、体からのアラートという意味合いが強いと考えます。

このタイプの方には、**冷え性で、抑うつ傾向があり、とくに寝起きが悪くて朝はテンションが上がらない傾向**が見られます。声がか細く、ぼそぼそしゃべりがちで、天候によって気分が変わりやすく、曇りや雨だと精神的にも停滞気味です。文字通り気分屋のところもあり、気圧の影響にも敏感です。

とくにめまいは対人関係のストレスで出やすく、このタイプの方は苦手な同僚や高圧的な上司などにも我慢して付き合ってしまいます。経験上では、強いストレスや緊張状態がふと解けた直後に発症しやすいといえます。よくいえば我慢強く、悪くいえば断れない。

不愉快な相手と距離をとるのが下手な、不器用さが特徴です。しかし気分屋なぶん、落ち込んでもわりと切り替えが早く、さっぱりしています。前向きなモードにぱっぱっとスイッチングして、うまく自分をのせていくことが生きやすさに結びつきます。

症状は一時的だったり一時期に限定されることが多く、長期にわたって慢性的に悩む方は比較的少数です。

めまいの処方のアプローチは3つに分けられます。

・普通にしていてもふらつく感覚
・頭を動かしたときにふらつく感覚
・急性のめまい

普通にしていてもふらつく感覚のある人は、〈39番　苓桂朮甘湯《りょうけいじゅつかんとう》〉で「気」を補って上昇を助けるとともに、**溜まった「水」をとり除く**必要があります。

内耳に溜まった水分が原因で起こるめまい疾患として、メニエール病が有名ですが、39番は利尿作用を基本として抗めまい効果を発揮します。実際メニエール病の患者さんたちに39番を処方すると4週間後には89％に改善効果があり、首すじのこりや食欲不振も同時に緩和されたことが報告されています（田口喜一郎ほか「耳鼻咽喉科臨床75」１９８２）。「心」にも働き、動悸や息切れなどを改善するほか、立ちくらみ、車酔いにも効果があります。構成生薬の少ない、切れ味がシャープな薬です。

２つめの頭を動かしたときにふらつく感覚がある人は、〈37番　半夏白朮天麻湯《はんげびゃくじゅつてんまとう》〉を使います。基本は39番と同じ作用ですが、こちらに含まれた天麻はめまい症状に対する特効薬であると同時に、抗うつ作用もあります。胃腸が弱く、食欲不振などがある人にも使えます。興味深いことに、メニエール病のみならず老人性平衡障害の患者さんにも改善効果があったと報告されています（新井基洋「漢方と最新治療24（3）」２０１５）。

37番が効かないときは、〈17番　五苓散《ごれいさん》〉がいいでしょう。利尿作用を基本として体内に蓄積された不要な水分を除去することで抗めまい効果を発揮します。近年、全身の水分バランスを調節する「アクアポリン」に作用して、水の行き来を調節しているという報告がなされ、その効果が実証されています。

感染性胃腸炎（ノロウイルスによるもの）や二日酔いの特効薬としても有名（お酒を飲む前に服用するとよい）で、さまざまな疾患に応用され、とくに「雨の日に悪化する頭痛」や

「慢性硬膜下血腫」にも使えます。

3つ目の急性のめまい（緊張がとれた直後）や、ストレスが原因のめまいには、〈114番　柴苓湯《さいれいとう》〉が合います。成分としては、五苓散のパワーアップバージョンというイメージです。

体内に蓄積された不要な水分を除去する作用はもちろん、内因性のステロイドホルモンを増強する作用があり、ステロイド剤の減量にも用いられるほどです。抗ストレス作用、抗炎症作用があるので、強いストレスが原因で起こるめまいによく効きます。

耳鳴りについては、じつは不調6タイプのなかでもっとも治療が難しく、私もずいぶん勉強してきました。数週間でぱっと消せることもあれば、治療に2年ほどかかることもあります。

漢方薬の使い分けとしては、全身がむくみやすい方で水の滞りに由来する耳鳴りには〈114番　柴苓湯〉、ストレスが原因で（もしくは理由がよくわからずに）起こる耳鳴りには〈47番　釣藤散《ちょうとうさん》〉を使います。冷えが強いタイプの方には〈107番　牛車腎気丸《ごしゃじんきがん》〉がよいでしょう。ベンゾジアゼピン系の抗不安薬と併用するとうまく消えることが多く、このあたりは患者さん個々人のタイプを見極めた上での経験値で治療しています。

たとえば、釣藤散には、併用薬を用いず単独で4週間処方して8割以上の人に改善が見られたとする報告もあります（岩崎紀子ほか「公立能登総合病院医療雑誌」2001）。耳鳴りは西洋薬でも治しにくいものですが、漢方薬にはたしかなエビデンスがあり、私の医院では9割以上の患者さんが実際に治っているので、諦めずに取り組んでいきましょう。

緑茶コーヒーで水分代謝を上げる

とにかく水はけをよくする。これが、目グルグルor耳キーン型の食事のキーワードです。よく知られているように、人体のおよそ60〜70%は水分で構成されています。そのため、水の流れが滞って水がさばけない（体外に排出できない）、東洋医学でいう「水滞」の状態になると、体にさまざまな不調が起こります。

耳鳴りやめまいは、頭周辺の血管が水分過多となってむくみ、周囲の神経などを圧迫することで起こると考えられます。

水分を溜め込まない体を目指すには、私が以前から提唱してきた**「緑茶コーヒー」**が一番です。緑茶のうまみ成分「テアニン」とコーヒーの「カフェイン」には、水はけをよくする利尿作用があります。また、テアニンには副交感神経に働きかけてリラックスさせる作用もあるので、不調があるときの心の安定にも役立ちます。

緑茶とコーヒーを1対1の割合で注ぐだけとつくり方も簡単で、毎食前に飲むことでダイエット効果も大いに期待できます。

水分代謝が落ちているということは、その成分のほとんどが水分である血液の巡りもまた落ちているということです。血液は体中に栄養を運びながら、同時に、二酸化炭素や尿素、アンモニアなどの老廃物を回収して肺や腎臓に運ぶという重要な役割を担っています。この一連の働きこそが、生命維持に欠かせない代謝です。**水の流れが滞るということは、代謝が低下するということ。**代謝が低下すれば、当然、太りやすくなります。

緑茶とコーヒーに含まれるカフェインに、緑茶のカテキン、コーヒーのクロロゲン酸を掛け合わせると、脂肪燃焼効果が高まります。また、緑茶とコーヒーは、体にとってマイナスとなりかねない作用を打ち消し合う関係にあるので、体に負担をかけることなく〝いいとこ取り〟が叶います。

ダイエット外来で100人の患者さんに緑茶コーヒーを飲んでもらったところ、平均して1カ月に約6kgの減量効果がありました。また、数値化はしづらいのですが、メンタルに働きかける効果の大きさも見逃せません。

ちなみに石川県で行われた約5年間の縦断的調査では、緑茶を毎日飲んでいる人は、まったく飲まない人と比較したときに、認知症の発症リスクが半分以下であることも報告されています。

梅雨どきなど湿気の多い時季は水を溜め込みやすくなる人が増えるので、そのときだけでも緑茶コーヒーを試してみると、その効果を実感していただけると思います。

なお、緑茶が苦手という方はハトムギ茶を試してはいかがでしょうか。ハトムギの種皮をとり除いたものはヨクイニンという生薬で、体から余分な水をとり除く利水作用が強く、肌荒れや爪の状態を改善してくれます。皮膚の老廃物をとってシミも薄くする美肌効果があるので女性にとくに喜ばれるお茶です。

キウイフルーツのすすめ

水はけをよくするためには、**ナトリウム（食塩、うま味調味料など）を減らしてカリウムを摂取する**のが基本。両者はシーソーのような関係で、カリウムをしっかり摂ると、体内の余分なナトリウムが排出されやすくなります。

カリウムが豊富な食材には、アボカド、バナナ、メロン、ほうれん草、サツマイモ、小豆、大豆、魚類、肉類などがありますが、私の一番のおすすめはキウイフルーツです。キウイフルーツのカリウム含有量は、果物のなかでもトップクラス。半分にカットしてスプーンですくって食べられるなど、その手軽さも魅力です。

また、キウイフルーツにはビタミンCがたっぷり含まれています。人間の体は、ストレスがかかると副腎皮質ホルモンを分泌して全身の抵抗力を高めますが、ビタミンCはこの副腎皮質ホルモンの材料となる栄養素。つまり、ストレスがかかるとビタミンCは大量に消費され、ビタミンCが不足しているとストレスを解消しにくくなるといえます。

さらに、目グルグルor耳キーン型には朝すっきり起きられない方が非常に多いのですが、ビタミンCは睡眠と覚醒に深く関与している鉄の吸収を助けます。女性の多くが鉄不足といわれていますが、鉄と一緒にビタミンCも摂るように心がけると、このタイプの方にはプラスに働くことが多いでしょう。

タイプE〈耳キーン型〉の調査データ

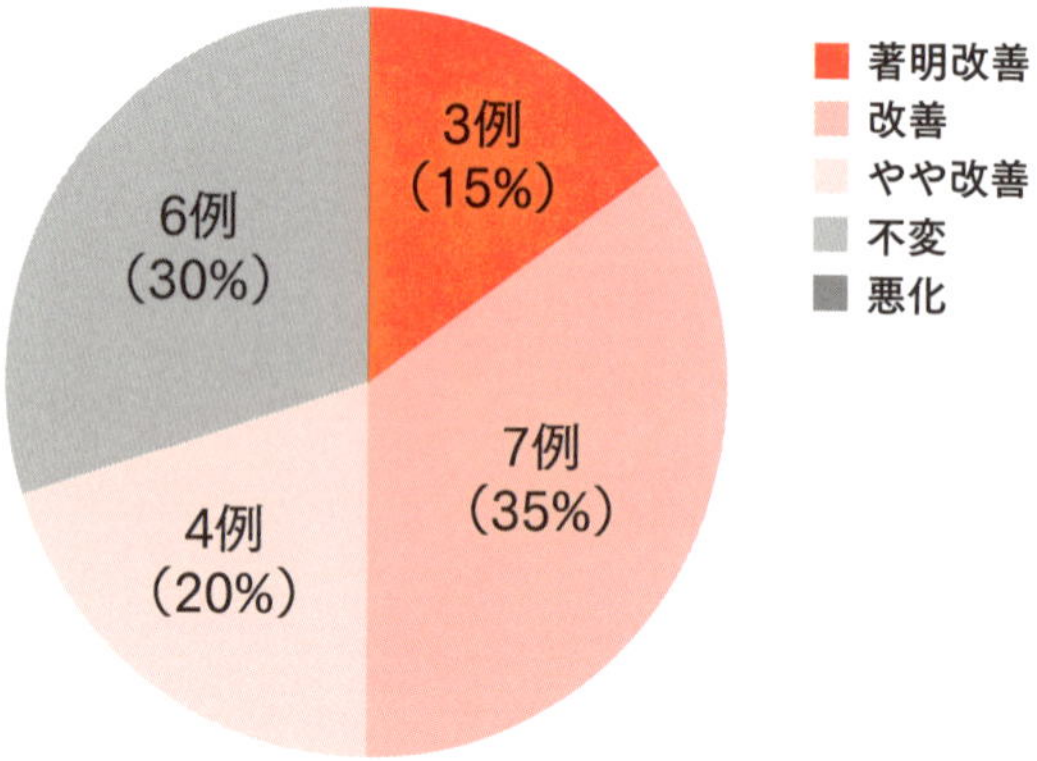

「やや改善」以上の改善率は70%

食事療法	キウイフルーツを中心に、バナナ、アボカドなどを週2〜3日
使用漢方	114番　柴苓湯
調査対象	2019年1月〜9月に当院を受診し、治療を行った外来患者20例（平均年齢：32.6±3.4歳、性別：男性2例、女性18例）
主訴	耳鳴り
治療実施期間	1カ月間

ビタミンCは水溶性で体内に溜め込むことができないため、毎日少しずつでも食品から摂り入れるようにしたいものです。アボカドやバナナにも豊富に含まれています。

後述する「マインドフルネス・イーティング」法(224頁参照)で、食べるときにキウイフルーツの香り、触感と食感をよく味わいながら食べてみてください。そうすることで、日々溜まりがちなストレスの発散にも役立ちます。

片手のひら分のタンパク質で筋肉を守る

めまいや耳鳴りによくない食べ物はありませんが、漢方医学的には胃腸の働きが悪くなると水を溜め込みやすくなると考えるので、胃腸に負担がかかる暴飲暴食、脂っこい食事、ストレスなどはなるべく避けるのがベターです。

また、**平衡感覚を維持するのには、筋肉や骨を健康に保つことが重要**だといわれています。筋肉のもととなるのは、肉、魚、大豆、卵、乳製品などのタンパク質です。

ダイエットをしたいからと野菜に偏った食事が続き、タンパク質の摂取量が減っていると、耳鳴りやめまいといった症状が起こることがあります。思い当たる節のある方は、**毎**

食、片手のひら分のタンパク質を目安に食べるようにしてみましょう。

回転性のめまいに悩んでいた33歳の女性に、切れ味のシャープな苓桂朮甘湯を処方し、肉や魚、豆腐なら片手のひら分、卵なら1個を目安にして、できるだけ毎回の食事でどれか1種類のタンパク質を摂るように指導したところ、2週間後の再診時にはめまいの症状が半分程度に改善されました。めまいにともなう吐き気もだいぶおさまってきたとのことでしたので、もう少し、同じような食生活を続けてみてもらったところ、さらに1カ月後にはめまいの症状はほぼ消失。外出するのが怖くなったことから表情も明るく、ファッションにも気を遣うようになった様子が見て取れました。

症状がよくなり、気持ちも前向きになってきたところで、この患者さんには軽い筋力トレーニングをおすすめしました。食べ物で筋肉が衰えるスピードをゆるやかにすることはできても、さすがに鍛えることまではできません。何もしなければ、年々、筋肉量は減少していきますので、これからの人生を若々しく元気に過ごすためには、毎日、少しずつでも筋トレをするのが理想です。

私のおすすめは、**椅子に座るときに行う「7秒トレーニング」**です。人目が気にならないところでしたら、椅子に座るときに毎回7秒かけて座ります。やることはたったこれだ

7秒かけて座るだけトレーニング

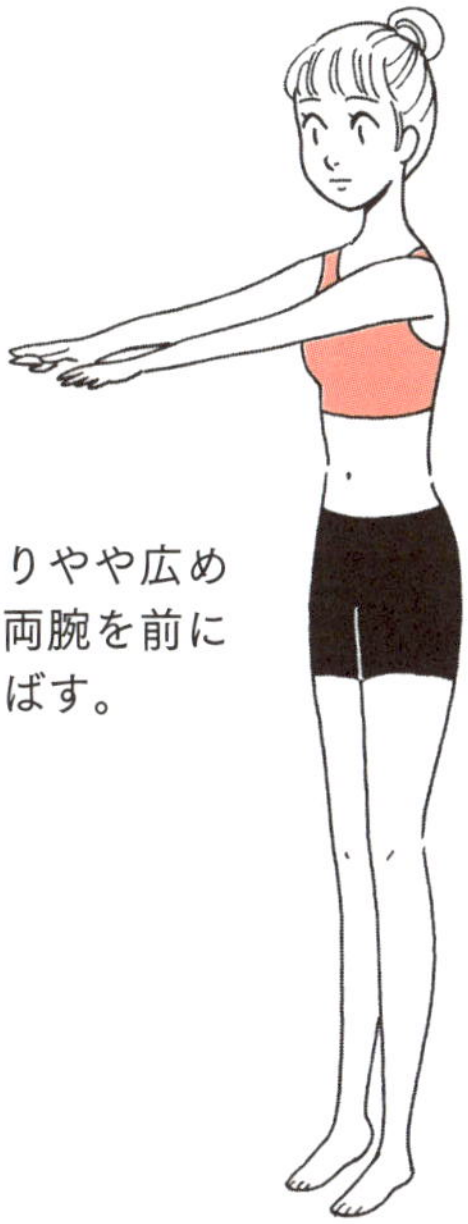

1 両足を肩幅よりやや広めにして立ち、両腕を前にまっすぐにのばす。

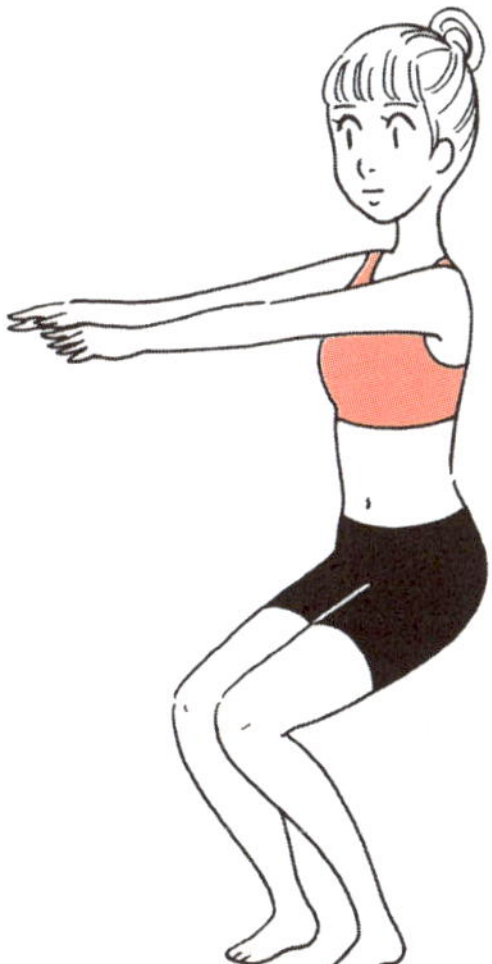

2 背筋が丸まらないようまっすぐに立てたまま、7つカウントしながら、ゆっくり椅子に座る。

3 すぐに「いーち」と言いながら1秒間かけて立つ。1日に10回が目安。

けですが、太もも前面の大きな筋肉が鍛えられることで全身の代謝がアップしますし、体がしっかり安定してくるので、日常の動作がキビキビと行えるようになり、自発的に体を動かしたくなるというプラスの効果をもたらします。

ビタミンE×鉄分×ビタミンB群が大切

めまいや耳鳴りの要因にはストレスも関係していますが、平衡感覚のセンサーとしての役割を持つ耳の奥の内耳に溜まっているリンパ液の調節がうまくいかなくなったり、水分を溜め込んだことによってむくむとセンサーがうまく働かなくなり、めまいや耳鳴りが発生するという考えが一般的です。

まずは、リンパ液を含む水分の流れを滞らせないよう、末梢神経の働きや血行不良の改善に効果のあるビタミンEを積極的に摂りましょう。かぼちゃ、うなぎ、アーモンドに豊富に含まれています。

また鉄分が不足すると貧血になり、血液から体に十分に酸素を供給できなくなるため、このタイプの方にはとくに必要不可欠です。鉄分はレバーや牛ヒレ肉、シジミ、海藻類などに多く含まれています。

次に考えたいのは、内耳の役割です。内耳は気圧の変化をキャッチする器官であり、自律神経とも深くかかわっています。**神経の働きを正常に保つのに役立つ栄養素は「ビタミンB群」**です。不足すると自律神経のバランスが乱れたり、強いストレスを受けると消費量が急激に増えたりしますので、日頃から、ビタミンB群を摂取しておくことが大切です。

ビタミンB群とは、ビタミンB_1、B_2、B_6、B_{12}、ナイアシン、パントテン酸、葉酸、ビオチンの総称です。国民健康・栄養調査では、ビタミンB_1、B_2の摂取量は男女ともに不足している人が多いという結果が出ています。ビタミンB群は水溶性ビタミンのため、一度にたくさん摂取しても、使われなかった分は尿として排出されるので、摂りすぎを心配する必要はありません。

ビタミンB群は、自律神経の働きを正常に保つだけではなく、不足すると糖質や脂質の代謝がスムーズに行われないため、**エネルギー不足**に陥ります。エネルギー不足とは、つまり、「気」の不足。やる気が起こらない、気分が乗らないなど、気分障害を引き起こす原因にもなり得ます。

ビタミンB_1が豊富に含まれた赤身の肉、サバ、鮭などの魚、大豆製品、卵、豆類、乳製品をはじめ、ビタミンB_{12}が豊富なアサリ、牡蠣などの貝類をしっかり摂ることと、色の濃い緑黄色野菜を食べること。これがポイントとなります。

レバーには鉄分とビタミンB_2やB_6、B_{12}が含まれますので、ソテーしたレバーにかぼちゃやサラダを添えれば、ここで紹介したすべての栄養素を摂ることができます。

味噌汁をソウルフードに

薬膳では、温める性質の食材を「陽」、冷やす性質の食材を「陰」として扱います。水分代謝が滞る目グルグルor耳キーン型の方には、**冷え性の方が多く見られます。**体内の水分を排出するには、水分代謝を促して利尿作用を高めるきゅうり、ナス、トマト、冬瓜、レタスなど、夏が旬の野菜を摂りたいところですが、これらはいずれも体を冷やす陰性の食材です。

そこで、陰陽のバランスをとるために、**「まいたけの味噌汁」**がおすすめです。秋が旬のまいたけは利水作用が強く、その成分は漢方の五苓散や猪苓湯《ちょれいとう》などにも配合され、古くから健康効果の高さが注目されてきた食材です。ビタミンB群を豊富に含み、中性脂肪を減らしてくれるので、発酵食品の味噌と一緒に食べることで整腸効果も高まります。

味噌汁をつくるときに必要となる出汁には食欲を抑えたり代謝を上げる働きがありますので、ダイエットにも効果的。

味噌はある意味、究極のアンチエイジング食で、発酵食品に生まれ変わったことでもとの大豆よりアミノ酸やビタミンを豊富に含み、体への吸収もよくなっています。がんのリスクを下げるのみならず、血中のコレステロールの上昇を抑え脳梗塞、心筋梗塞、血栓症を予防してくれますし、抗酸化力を高めてくれます。カルシウムが豊富で、骨粗しょう症の予防にもなります。

めまい、耳鳴りと深く結びついた内耳の平衡感覚を維持する上で、運動器官（筋肉や骨）を日頃から健康に保つのが大切です。骨粗しょう症の予防にはカルシウムはもちろん、**ビタミンDが多く含まれたまいたけやしめじ、しいたけなどのキノコ類**を摂るのがよいでしょう。**「キノコの味噌汁」**は加齢による骨の弱体化を防ぐのに最良の組み合わせのひとつです。日本人のソウルフードである味噌汁のパワーを他の食材とのコンビネーションで倍増させましょう。

タイプE〈目グルグル型〉の調査データ

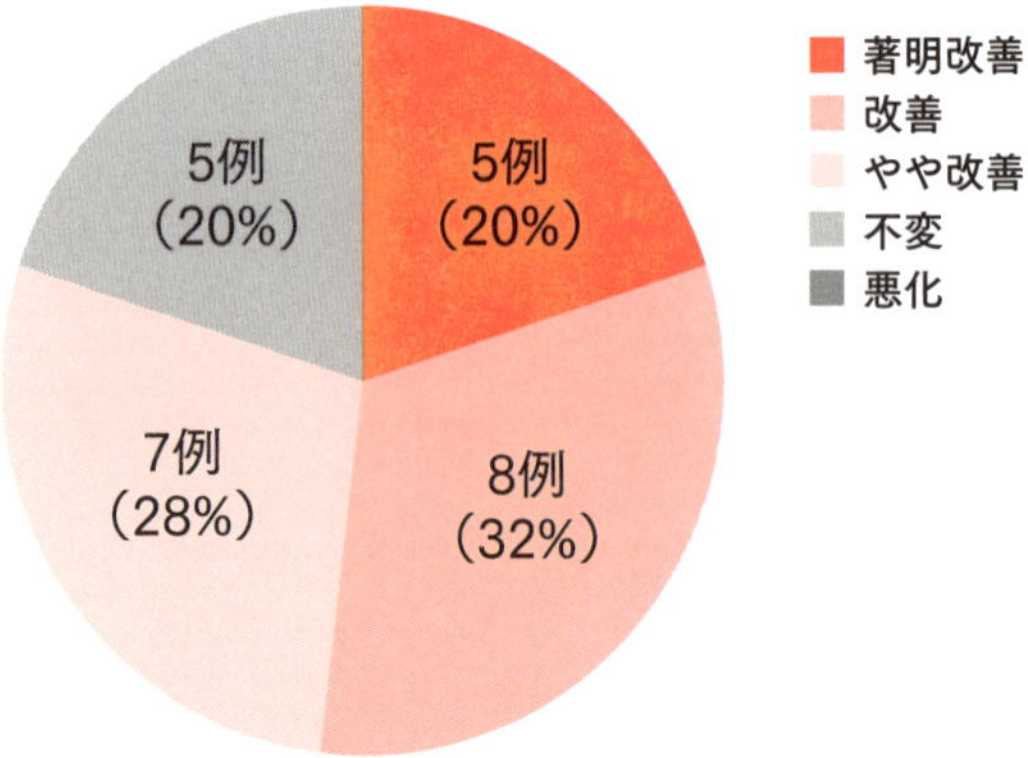

「やや改善」以上の改善率は80%

食事療法	キウイフルーツを中心に、まいたけ、キノコのスープなどを週2〜3日
使用漢方	37番　半夏白朮天麻湯
調査対象	2019年1月〜9月に当院を受診し、治療を行った外来患者25例（平均年齢：28.6±4.4歳、性別：男性7例、女性18例）
主訴	めまい感
治療実施期間	1カ月間

また、いろいろつくる時間がないときは、ビタミンB_1が豊富な豚肉、温める作用のあるゴボウやレンコンなどの根菜類を使った、具沢山の豚汁をおかず兼スープとしてもいいでしょう。

また、肩ガチガチ・首ロック型でも紹介した、末梢神経の代謝を促進するビタミンB_{12}は、耳鳴りの改善にも寄与する成分です。アサリの酒蒸しをはじめ、シジミや牡蠣などの貝類、イワシやサンマなどの青魚もおすすめです。

もうひとつ、耳鳴りの方におすすめしたいのが、利尿と発汗作用にすぐれ、血行を整えて精神不安の鎮静に役立ってくれるシソです。喉ツッカエ型の方にも推奨しましたが、抗酸化作用の強いβ−カロテンを豊富に含み、免疫力も高めてくれる薬草です。俗に、**「邪気をはらう」**といわれてきた食材で、精神をすっきりさせる効果があり、経験上、耳鳴りを落ち着けてくれる効果があります。

冷やさないための注意点

むくみが先か、冷えが先か。体のなかに水分を溜め込むと、血流が悪くなることで体が冷え、さらに水分代謝が低下してむくみが発生します。さらに、むくみによる余分な水分が血管やリンパ管を圧迫し、血行を悪化させて巡りも悪くなります。巡りが悪くなると体は一層冷え込み、むくみがとれないという悪循環に陥ります。

普段から、お腹を温める食事や飲み物を意識して摂ることを心がけるのと同時に、ファッションでも体を冷やさない工夫をしましょう。女性の場合は、子宮の周辺を冷やさないこと。夏でも冷房によって足先から冷えることがあるので、指先の空いたサンダルではなく普通の靴を選ぶなど、ちょっとした心がけが大切です。

また、冷えると血液の循環も悪くなって体温が上がりにくくなり、さらに冷えを招くことになるので、**血流をよくする納豆、青魚、クエン酸を含むお酢や柑橘系のフルーツ**などを食べるのもいいでしょう。

美容のために1日1・5〜2ℓの水を飲むことを習慣にしている方もいると思いますが、このタイプの方にとって、体内で処理しきれない水分は体を冷やし、悪影響を与えます。

1日2ℓの水を飲もうと思うと、1回の水分補給でがぶ飲みしがち。これが体を冷やすもとになるので、水分補給はこまめにちょこちょこと喉を潤す程度で十分です。飲料水以外に食事からも水分は摂っていますので、1日のトータルで見たときに過剰摂取になっている方も意外に多いという実感を私は持っています。

とくに、汗をかく機会が少なくなり、体が冷える冬の時期は、喉が渇いたと思ったときに水を飲むくらいでちょうどいいのです。

体を冷やさないと考えると、季節を問わず常温での水分補給をおすすめしたいですし、秋から冬は白湯を飲んで体の内側から温めるとよいでしょう。

生活のポイント

★「中庸に戻す」マインドフルネス★

めまいや耳鳴りの方は、低気圧や曇りの日に調子が悪くなりやすく、季節の変わり目にも影響を受けます。一年のタイミングとしては、お盆明けにめまいが強く発症する人が多く見受けられます。**緊張がゆるんでほっとしたときに症状が強く出やすい**ので、日頃からなるべくストレスを溜め込まない環境づくりが肝心です。

めまいの原因のなかで一番多いのが「良性発作性頭位めまい症（BPPV）」で

す。右、または左に頭を動かしたときに目がグルグルと回り、10〜20秒ほどでおさまるのが特徴です。パソコンやゲームなど頭を動かさずに同じ姿勢で操作を続けることや、長時間、ゴロンと横になってテレビを見る習慣などが原因として挙げられます。デスクワークでは30〜60分に1回は休憩を取るようにし、先にご紹介した「7秒トレーニング」や、立ち上がって歩いたり、首を回すなどしましょう。

職場のストレスなど自分ではコントロールし難い部分もあると思いますが、お天気にせよストレスにせよ、自分がバランスを崩したなと思ったら「中庸に戻してあげましょう」。交感神経優位の状態から、リラックスして副交感神経を働かせ、真ん中に持っていくのです。

一番のおすすめ方法はマインドフルネス。バランスを崩しかけたなと思ったら、目を閉じて静かに呼吸に意識を持っていく。写経や読経に集中してある種の瞑想状態に入るのも症状の軽減に役立ちます。

私の患者さんのなかには、静かな音楽をかけて音に意識を持っていくと耳鳴りがひどいときもスーッとおさまって眠れるという方や、動物がのっそり動いているだけの映像をぼーっと見ていると耳鳴りがやむ、という方もいました。これもある種の瞑想状態に近いのでしょう。ご自身に合った方法を見つけてみてください。

第7章

腸内環境を整えるバランス食

下痢ピー型

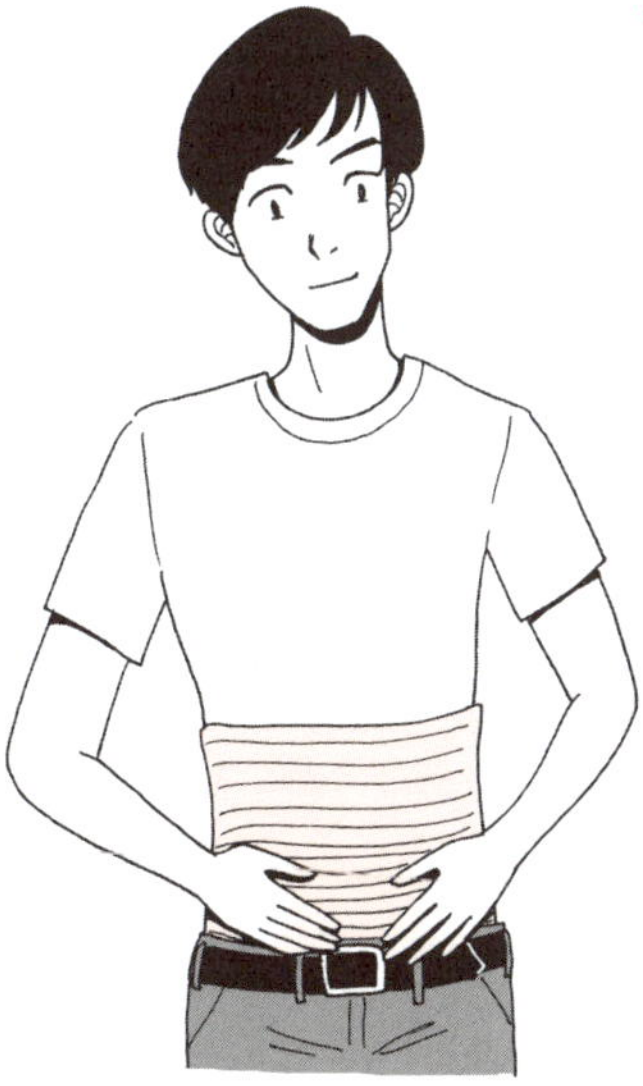

タイプX

下痢ピー型

●過敏性腸症候群、ストレス、神経質●

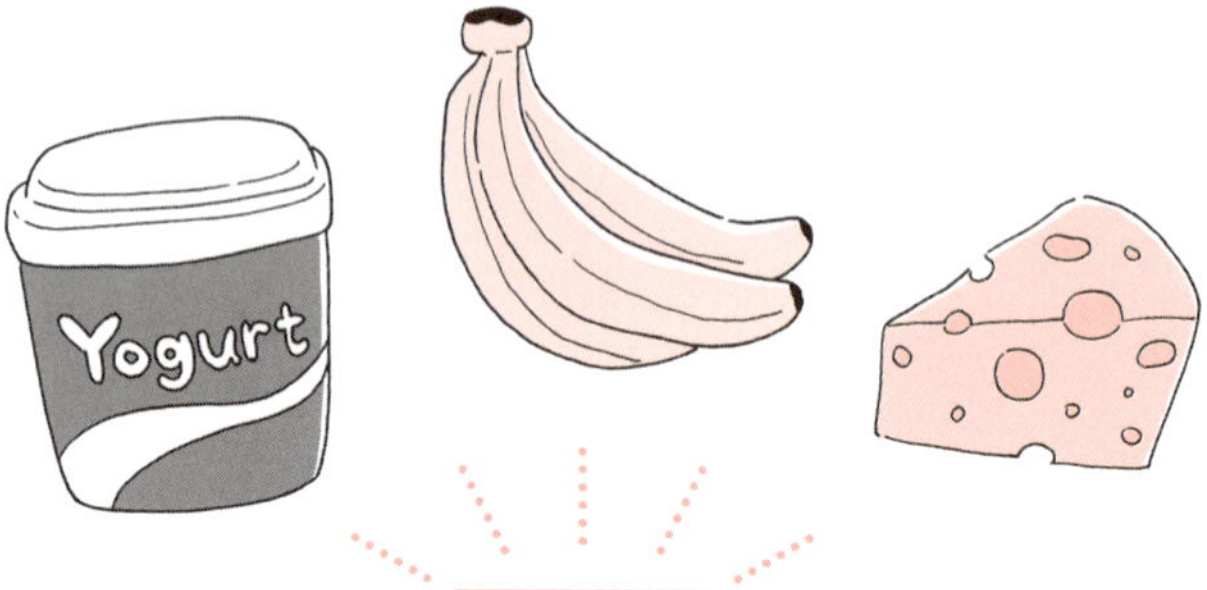

おすすめ食材

水溶性食物繊維	もち麦、りんご、みかん、にんじん、キャベツ、トマト、寒天、海藻、ひじき
不溶性食物繊維	大豆、イモ類・ゴボウなどの根菜類
乳酸菌	ヨーグルト、チーズ、漬物、味噌、納豆
ビタミンB_6	バナナ、サツマイモ、ニンニク、唐辛子
オリゴ糖	玉ねぎ、アスパラガス、ニンニク、はちみつ、醤油
オレイン酸	オリーブオイル
トリプトファン	赤身の肉、マグロなどの魚、大豆製品、乳製品

お手軽　バナナ、たくあん・しば漬けなどの漬物、オリーブオイル

推奨レシピ　シナモンジンジャーティー

●うつ傾向の方へ……　緑茶、おからパウダー、生姜、シソ

胃腸の働きが弱まると……

腹部膨満感、腹痛があり、冷えをともなって下痢を繰り返すことが多いのがこのタイプです。ここだけタイプXとしたのは、男性に偏って多く見られる症状であることと、A～Eの8割は共通して便秘を併発しているからです。

1日に何度もトイレに行きたくなる、お腹がゴロゴロ鳴る音が聞こえることがある、ガスが溜まっている感じがする、便意をもよおしてトイレへ駆け込んでも何も出ない、といったような過敏性腸症候群の症状を併発する方も多くいます。冷えるとお腹がすぐ痛くなるでしょう。

胃腸の働きが弱っているため口臭を気にする人が多く、話すときに口を手で覆うようにしていたり、口臭予防のアイテムを常備している人もいます。口内炎ができやすく、舌に白または黄色っぽい苔《こけ》がついているのも判断材料となります。

比較的体力がなく、胃腸虚弱な方が多く見受けられます。外出するとどことなくそわそわしていて、ストレスで下痢をしやすいので、**対人関係で緊張しやすく、神経質で周囲の**

目を気にしすぎの傾向が見られます。丹田《たんでん》（お腹の中心）に力が入らないので、愚痴っぽく、粘り強さに欠け、その場しのぎで、人間関係や仕事のストレスを回避しようとします。不測の事態が苦手です。ややもすると、小心者でビビりやすいのがこのタイプですが、気質が繊細なぶん、周囲への気配りや仕事での気の回し方、集中力の高さなどのすぐれた素質を本来的には持っています。

「気」と「血」のバランスを整えることで下痢の症状は改善し、精神のバランスがとれてくるでしょう。治療のアプローチは2つのタイプで異なります。

・下痢と便秘を繰り返すタイプ

・慢性的な下痢タイプ

下痢と便秘を交互に繰り返すタイプには〈60番　桂枝加芍薬湯《けいしかしゃくやくとう》〉を使います。これは「桂枝湯《けいしとう》」の芍薬の量を倍にしたもので、腸の運動が活発な状態（下痢）の腸管に対しては抑制的に働き、正常な便通へと導きます。下痢、便秘のどちらにも使えるすぐれものの薬です。

ストレスや緊張による下痢、腹痛によく効きます。市販の便秘薬（大黄《だいおう》という生薬配合のもの）を使うとお腹が痛くなったり下痢してしまうという人にも60番をおすすめしています。

2つ目の慢性下痢タイプは〈14番　半夏瀉心湯《はんげしゃしんとう》〉がよいでしょう。お腹がゴロゴロ鳴る音が聞こえる方は、こちらの漢方薬を選択します。また、ストレスにともなう口内炎や胃腸障害が見られる場合にも適しています。

鉄板のバナナがやっぱりいい理由

腸と自律神経を整える。これが、下痢ピー型の食事のキーワードになります。

下痢の症状が引き起こされる元をたどっていくと、そこにはストレスがあります。ストレスを受けて自律神経のバランスが乱れる、その結果、胃腸の働きが悪くなる、そして下痢を引き起こす。入り口となるストレスを軽減できればいいのですが、家庭や職場の環境など簡単に修正のきかない事柄もあります。

自律神経を整え、腸内環境を改善すると、丹田に力が入るようになってきます。すると些細なことに振り回されない、ストレスに強い心身になってきます。体のタフネスで環境に対する抵抗力をつけるという意識を持つと、社会のなかで生きやすくなってきます。

自律神経を整え心のバランスをとるのに欠かせない「セロトニン」の分泌には、アミノ酸の「トリプトファン」と「ビタミンB6」と「炭水化物」が必須です。

トリプトファンが多く含まれるのは、赤身の肉、サバ、鮭、マグロなど赤身の魚、大豆製品、乳製品など。

ビタミンB6が豊富な食材は、サツマイモ、ニンニク、唐辛子など。

炭水化物は、白米やパンなどの主食と呼ばれるものやイモ類に豊富です。

トリプトファンとビタミンB6を同時に摂取できるイワシなどの優秀食材もありますが、それを上回り、さらに手軽なのがバナナです。バナナは、上記3つの栄養素をすべて含み、腸内の善玉菌のエサとなるオリゴ糖まで一緒に摂ることができます。オリゴ糖は乳酸菌と一緒に摂取するとより効果的なので、毎朝の食事にバナナヨーグルトを食べるのもおすすめです。

さらに、バナナにはマイルドな整腸剤としても使われる「マグネシウム」、水はけをよくする「カリウム」などのミネラルも豊富ですし、腸内環境を整えるのに欠かせない食物繊維も含まれます。

バナナは甘いのでカロリーを気にする方もいますが、中くらいの大きさのもので80カロリー程度。おやつにお菓子やチョコレートを食べるよりもよほど低カロリーで、すぐれた栄養素をたくさん摂ることができます。ヨーグルトと一緒に食べるのもおすすめです。

クリニックにいらしたある40代のサラリーマン男性は、過敏性腸症候群で通勤中に突然起こる便意と腹痛でたびたび会社に遅刻しては、事情を正直に話せず上司に怒られていました。この方には〈60番　桂枝加芍薬湯〉を処方した上で朝バナナヨーグルトを摂るようにしてもらったところ、2週間後には症状の頻度が減り、2カ月後には下痢止めを使わなくてすむまでよくなりました。

バナナの効果は明確で、たとえば大腸の専門医である松生《まついけ》クリニックの松生恒夫院長が日本バナナ輸入組合に依頼して、30~49歳の女性36人に1日2本のバナナを4週間食べてもらい、バナナの腸に対する効果を調べたところ、明らかに**排便の状態が改善**したそうです。同時に皮膚の状態の変化を調べたところ、水分、脂分、弾力、明るさも有意に改善したとのこと。

東洋医学の五臓の考えでは「脾」（消化器）は「肺」（皮膚）の機能を高める関係にあるとされていて、胃腸の調子を整えることで肌の状態が改善するのは有名な話です。

漬物の乳酸菌で腸を整える

下痢気味のときは気分も落ち込みがちですが、下痢によって悪い腸内細菌が一掃されたときこそ、腸内環境を整えるチャンス！　と前向きに捉えてみましょう。腸内の善玉菌の味方となる栄養素を送り込むことで、腸内フローラを理想的な環境にすることができます。

腸内細菌は、善玉菌1割、悪玉菌1割、日和見菌《ひよりみきん》8割のバランスだといわれています。名前の通り、日和見菌は食習慣などによって善玉菌にも悪玉菌にもなり、腸内では毎日、善玉菌と悪玉菌により陣地争いが繰り広げられているようなものなのです。

この陣地争いで善玉菌に加勢するために私たちにできることは、乳酸菌と食物繊維を腸内に届けることです。

乳酸菌には、ヨーグルトやチーズなどの動物性乳酸菌、漬物や味噌などの植物性乳酸菌の2種類があります。下痢気味で胃腸が弱っているときに摂りたいのは、日本人のソウルフードに多く含まれる後者です。

植物性乳酸菌は腸まで生きて届き、腸内を悪玉菌が嫌う酸性にします。その結果、悪玉菌が働きにくい環境が整い、善玉菌を増やし、日和見菌を善玉化するという好循環が生まれます。

ヨーグルトから摂取する場合は、後述する「おからヨーグルト」がおすすめです（202頁参照）。食物繊維が豊富に含まれたおからパウダーが整腸効果を高めてくれます。ただ、日本人のなかには乳製品に含まれる乳糖の消化吸収力が弱いタイプの方がいて、牛乳を飲むとお腹がゴロゴロしたり下痢をする方はこのタイプに属する可能性が高いです。

そんな方にはとくに、植物性乳酸菌をおすすめします。毎日の食卓に摂り入れやすいのは、やはり、漬物。**ぬか漬け、たくあん、しば漬け**などがその代表で、調味液で漬ける浅漬けには残念ながらあまり乳酸菌は含まれません。この機会に自宅でぬか漬けをはじめるのもいいでしょう。

手軽に植物性乳酸菌を摂取できるものとしては、納豆もいいでしょう。大豆のタンパク質、食物繊維、ビタミンなど腸と心の健康に欠かせない栄養素が同時に摂取できます。

また、**善玉菌のエサとなって腸内環境を整えてくれるのがオリゴ糖**です。玉ねぎ、アスパラガス、ニンニク、はちみつ、味噌、醤油などに含まれており、乳酸菌と合わせて定期的に摂ることで腸内フローラが荒れるのを防ぐことができます。

便秘と下痢を交互に発症している方はぜひオリーブオイルを定期的に摂るようにしてみてください。野菜やサラダにスプーンひとさじかけるだけ。オメガ9系脂肪酸のオレイン酸を多く摂ると、腸内の滑りがよくなり、排便がスムーズになります。便秘による肌荒れやストレスも軽減してくれるでしょう。

一食のなかで発酵食品とオリーブオイルを同時に摂るのは腸内をきれいにする上で、とても効果が高い組み合わせです。

もち麦で食物繊維のバランスをとる

腸内環境の改善に食物繊維は欠かすことのできない栄養素ですが、「野菜を摂っているのに胃腸の調子がいまひとつ上がらない」という方は、次の点に注意してみてください。

食物繊維には2種類あって、大豆、イモ類・根菜類などの水に溶けない「不溶性食物繊

タイプX〈下痢ピー型〉の調査データ

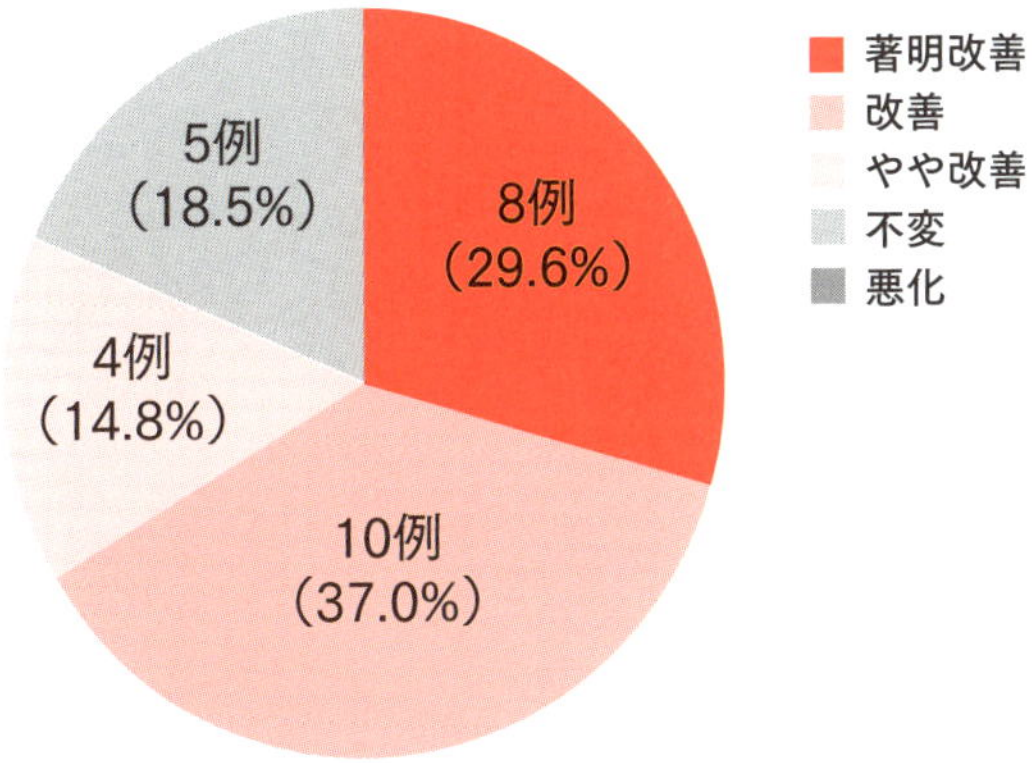

「やや改善」以上の改善率は81.4%

食事療法	バナナを中心に、オリーブオイル、おからパウダー、たくあんなどを週2〜3日
使用漢方	14番　半夏瀉心湯
調査対象	2019年1月〜9月に当院を受診し、治療を行った外来患者27例（平均年齢：33.7±3.8歳、性別：男性16例、女性11例）
主訴	下痢
治療実施期間	1カ月間

維」は小腸で水分を吸収して膨らみ、腸のぜん動運動を促します。一方、水に溶けやすい「水溶性食物繊維」は腸内細菌のエサとなり、腸内環境の改善に役立ちます。こちらの代表的なものは、りんご、みかん、にんじん、キャベツ、トマト、寒天、海藻、ひじきなどです。

ひとつの食品に両方の食物繊維が含まれていることが多いのですが、問題はそのバランス。排便に対して理想的なバランスは、**不溶性食物繊維2対水溶性食物繊維1という割合**ですが、多くの食品が不溶性食物繊維を多く含んでいるので偏りがちです。

そんななかで注目したいのが、日本のスーパーフードといわれる「もち麦」です。**もち麦は大麦の一種で、「β-グルカン」という水溶性食物繊維を豊富に含みます。**不溶性よりも水溶性を多く含む貴重な食材であり、食物繊維全体の含有量で比較すると、白米のおよそ20倍、玄米のおよそ4倍にもなります。

もっちりプチプチとした食感で食べやすく、白米に3~5割程度混ぜて炊き1日3回食べれば、不足しがちな水溶性食物繊維をしっかり補うことができます。もち麦は洗う必要がないので、研いだお米に混ぜて、表示通りの水（通常はもち麦の2倍量）を加えて炊飯器で炊くことができます。

あれもこれも組み合わせて食べなくちゃと考えるよりも、毎日の主食であるご飯で食物繊維を摂ることができれば、かなり気が楽になるはずです。

飲む漢方薬シナモンジンジャーティー

お腹の調子を整える漢方薬に配合されている、桂皮（シナモン）と生姜でつくる**「シナモンジンジャーティー」**は、**〝日常的に飲める漢方薬〟**です。家庭でも手軽につくれるのが魅力です。

シナモンジンジャーティーに使うときには、シナモンも生姜もドライタイプのものがおすすめです。というのも、カプチーノを思い浮かべていただくとわかるのですが、シナモンパウダーはクリーミーな泡の上に載っていますよね。あれは、シナモンパウダーがお湯に溶けにくい性質のため。お店によっては、シナモンスティックで提供されることがあるのも、同様の理由からです。

シナモンパウダーの粉っぽさが口中に残るのが気にならないという方は、パウダーでの使用でももちろん問題ありません。また、生姜もすりおろしたものやチューブタイプのものでの代用も可能ですが、体を温める効果としては**ドライタイプのものが一番**です（82頁参照）。

つくり方はとても簡単で、好みの紅茶を淹れてドライのシナモンと生姜を浮かべるだけ。お好みではちみつなどを加えると、味がマイルドになって飲みやすくなります。ホッとしたい気持ちが強いときには、温めたミルクで紅茶を淹れてシナモンジンジャーミルクティーにするのもいいでしょう。

下痢ピー型の方は、コーヒーやアルコールといった刺激物で腹痛や下痢が誘発されやすいので、日常的な飲み物としてはお腹にやさしいこうしたティーを取り入れてください。

朝食抜きが腸の不調を招く

ストレスから下痢になることもあれば、体内の水分が過剰になって胃腸を冷やすことで発症する下痢もあります。下痢気味のときに冷たい飲み物をがぶがぶ飲む人は少ないと思いますが、体を温めて胃腸の働きを促すために、**朝は白湯を1杯飲むのもいいでしょう。**

下痢でも便秘でも、腸にトラブルを抱える方にとって、朝の過ごし方はとても大切です。というのも、体内時計の働きから見たときに、**腸のウォーミングアップともいうべき大ぜん動という一番強い収縮運動が起こるのが朝食の後**なのです。

ダイエット外来でも朝ごはん抜きという方がたいへん多いのですが、朝ごはんを食べないと腸は活動する機会を失い、その働きはどんどん弱っていってしまいます。

これは営業職の40代の男性の例ですが、担当する得意先が変わったことにともない、仕事の時間が夜型へとシフトしました。付き合いで食事に行くことも増え、朝は食欲がわかなくなり、下痢が続くようになったのです。

これまで下痢に悩まされたことがなかったために、仕事で外出したり電車で移動することに不安を感じて神経質になってしまい、より症状を悪化させているようでした。

「朝ごはんは食べると決めてしまいましょう。夜の食事は、これ以上食べたら朝ごはんを食べる気がしないな、と思ったところでストップです」とお話をしました。奥様の協力もあり、朝ごはんにはもち麦入りの白米を食べ、また、朝食を食べるという食習慣を取り戻したことで、2週間後の再診時には腸の状態もだいぶ改善されていました。

腸の状態がよくなったことで気持ちも安定し、職場での居心地もよくなったとお聞きし、私もホッとしたのを覚えています。

生活のポイント

★腹巻きのすすめ★

このタイプの方は、生活のなかではまず、物理的にお腹を冷やさないよう心がけてください。それには腹巻きがおすすめです。お腹は手足などと比べて意外に冷えに気づきにくい場所。お腹を温めることで腸の活動がスムーズになり、下痢や便秘が起こりにくくなります。体温が1度上がると基礎代謝は13〜15％上がるといわれています。お腹を普段から温めておくと代謝がよくやせやすくなり、むくみの解消にもつながります。

通気性がよくオシャレな女性用の腹巻きもいろいろと出ているので、冬場だけでなく通年で活用するのがよいでしょう。

過敏性腸症候群の方は、通勤通学のさなか急に便意に襲われて困るという悩みがつきもの。満員電車でそんな状態になると、ちょっとしたパニックになるのも理解できます。お守り代わりに下痢止めを持ち歩くといいでしょう。いざというときに頼れる、即効性のある薬を持つことが安心感につながります。無駄な緊張でお腹をゴロゴロさせないためにも「お守り」で気持ちを楽にしましょう。

うつっぽいときのファーストチョイス「緑茶」

ここまで、6つのタイプ別に最適な食事を提案してきましたが、最後に、とくにこれらの体の不調は明確に感じておらず、気分がうつっぽいというだけの方の食事法について補足しておきましょう。

うつの改善には下痢ピー型の人への改善食と重なる部分も多くあります。またすべてのタイプの方が前提としてうつっぽさを抱えている場合が多いので、以下はタイプにかかわらず日常の食生活に摂り入れるのがよいでしょう。

とくにA〜Xの症状が明確になく、気分が落ち込みやすい、どことなく気が重いという方には、〈12番　柴胡《さいこ》加竜骨牡《かりゅうこつぼ》蛎湯《れいとう》〉〈70番　香蘇《こうそ》散《さん》〉の漢方薬を処方しています。心の不調に加えて食欲低下をともなう場合は、〈16番　半夏《はんげ》厚朴湯《こうぼくとう》〉がいいでしょう。

食に関しては、人と会うのが億劫だったり、なんとなく不安を感じたりするときのファーストチョイスは「緑茶」です。

頭イタイタ型
肩ガチガチ・首ロック型
胸バクバク痛む型
喉ツッカエ型
目グルグルor耳キーン型
下痢ピー型

緑茶は、先にふれた心身の三大大敵「腸の不調」「血糖値の乱高下」「隠れ栄養不足」（41頁参照）の解消に働いてくれるスーパードリンクなのです。

まず、緑茶の**「茶カテキン」には、腸の不調の改善効果**が認められています。茶カテキンを４週間摂取した人（22〜48歳の８名）の腸内細菌を調べたところ、腸内細菌の総数や善玉菌には影響を及ぼすことなく、悪玉菌を抑えることがわかりました（Okubo T., et al. *Biosci. Biotech. Biochem.*, 56(4), 1992)。オハイオ州立大学の研究グループが行ったマウスの実験でも、８週間にわたり高脂肪食を摂取させたところ、緑茶を摂取したマウスは腸内の悪玉菌が減り、緑茶を摂取していないマウスと比べると、体重が20％少なく、インスリン抵抗性も抑えられ、脂肪組織や腸内の炎症が少なかったという結果が出ています。

また、緑茶の「タンニン」には胃腸の働きを活発にしてぜん動運動を促す働きがあり、便秘の予防と改善にも役立ちます。

さらに、緑茶からは、ビタミンC、マグネシウム、葉酸など、神経伝達物質を働かせるのに欠かせない栄養素を摂ることができ、隠れ栄養不足の解消をサポートします。ビタミンCはストレスを受けると大量に消費される栄養素なので、食事のたびに飲む緑茶で補給してあげるのがベストです。

抗うつ効果が抜群の緑茶

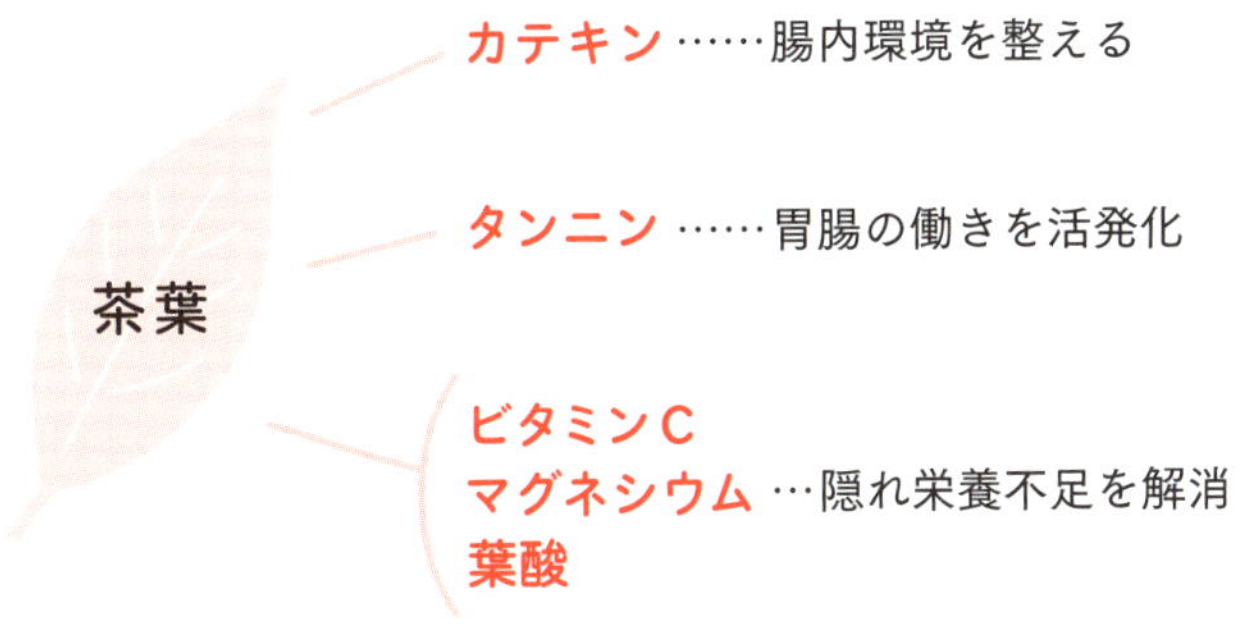

うつ病患者は、健康な人と比べて緑茶を飲む回数が少ないことがわかっており、**1日4杯以上緑茶を飲む人はうつ病が少ない**という調査報告もあります（Pham N.M., Nanri A., Kurotani K., et al. *Public Health Nutrition*,17, 2013)。

緑茶のうまみ成分である「テアニン」には、向精神作用、リラックス効果、認知症予防などの作用があり、緑茶を飲んでリラックスすると副交感神経が働き、血管が拡張することで血流が改善、冷えの予防にも役立ちます。冷えは「気」の巡りを滞らせる原因になってやる気を奪うもとでもあるので、日頃から体を温めておくことが大切です。

血糖値の乱高下にも緑茶が効果を発揮します。糖尿病患者に対する臨床試験では、カテキン類を含む「茶ポリフェノール」に血糖値を下げる効果が認められています。1日に緑茶を6杯以上飲む人は、2型糖尿病の発症率が大幅に低下することも研究で明らかになっています。

緑茶は、朝・昼・夕方・夜の**1日4杯、食前に飲むのが理想的**です。茶葉から淹れたものでも、ティーバッグ、粉末、ペットボトルなど、緑茶の種類は問いません。

オールタイム・ベストの「おからヨーグルト」

うつっぽさからの脱却には幸せホルモンのセロトニンの分泌が欠かせませんが、太陽を浴びたり、適度な運動や規則正しい生活、感動して涙を流すことでも増やすことができます。うつっぽくなったら家にこもらずに外に出て歩きましょう。

ただし、セロトニンを分泌させるには、体内に原料となるトリプトファンがないことにははじまりません。**トリプトファンを多く含む食材は、豆類（納豆、豆腐、豆乳）、魚類、肉類、卵、乳製品（牛乳、ヨーグルト、チーズ）。**つまり、タンパク質です。

喉ツッカエ型の章でも紹介しましたが、このとき、タンパク質→野菜→炭水化物の順で食べるとよいでしょう。心身が不安定なときほど、最初にタンパク質を摂る「プロテインファースト」の食事法を心がけたほうが血糖値が安定して、気持ちがコントロールしやすくなります。

間食には、トリプトファンを多く含む、バナナやアーモンドを摂るのがよいでしょう。トリプトファンをセロトニンに変換する際には**ビタミンB6**が必要です。青魚やバナナには両方が含まれているのでとくに気にする必要はありませんが、肉類を食べるときにはビタミンB6を含むニンニクや生姜を風味づけに使うのをおすすめします。主食を白米から玄米に変えてしまえば、おかずのタンパク質とビタミンB6をセットで摂ることができて効率的です。

しかし、いくら食事でセロトニンの材料となる栄養素を補給しても、腸内環境が良好でなければうまく体に吸収できません。

腸内環境を整える、オールタイム・ベストのレシピは**「おからヨーグルト」**です。

多くの方がご存知だと思いますが、ヨーグルトの乳酸菌やビフィズス菌は腸内の善玉菌を増やして、腸内フローラのバランスを整えます。

そしておからは、良好な腸の活動に必須の食物繊維を豊富に含みます。食物繊維は腸でほとんど吸収されないため、便のかさを増すのに役立ち、腸を刺激してぜん動運動を促すと同時に、善玉菌のエサにもなります。

大豆製品のおからと乳製品のヨーグルトを組み合わせることで、セロトニンの生成に欠かせないタンパク質、神経伝達物質を働かせるのに不可欠なビタミンB群、骨を丈夫に保つカルシウムなどが摂取でき、栄養面から見てもこの組み合わせはベストです。

おからヨーグルトに使うのは、生のおからではなくおからパウダーです。生のおからは足が早くて扱いにくいというのも理由のひとつですが、じつは、**生よりも乾燥させたおからパウダーのほうが食物繊維の含有量が圧倒的に多い**のです。100g中の食物繊維の量は、生おから11・5gに対して、おからパウダーは43・6gにもなります（日本食品標準成分表）。保存もきくので、朝はおからヨーグルト、昼や夜は白米やおかずに小さじ1～3杯程度ふりかけて使うのもおすすめです。

実際に試した方々からは、「便の出方が違う」「今まであった残便感がなくなった」「毎日、便通がある生活は心地よくて、もうおからパウダーをやめられない」といった声をたくさん聞いています。

生姜で温めて、シソの香りで腸の炎症を緩和

下痢や便秘など腸の不調を改善したり、うつっぽい気分を解消する漢方のいくつかには生姜が含まれています。漢方で使われている生薬のなかでも、生姜は日常にもっとも摂り入れやすいものですし、胃腸の冷えは下痢や便秘の原因になりますので、生姜で体を温めるのは理にかなっています。

使うときのポイントは、温かい料理に生姜を使うこと。とくに下痢気味のときは生の生姜はかえってお腹を冷やすことにもなりかねませんので、ホットの飲み物に加えたり、煮物や炒め物などの料理に使うようにしましょう。

最新の研究によって、腸の調子を整えるのに生薬では「蘇葉《そよう》」と呼ばれるシソにも効果があることがわかりました。東京理科大学の有村源一郎教授らによる研究では、**シソの香り成分「ペリルアルデヒド」に腸炎を緩和させる作用がある**ことがわかりました。成人で1日2、3枚シソの葉を食べるだけで、重度の腸炎を緩和させる効果があるとのことですので、週に何枚か食べるだけで腸内環境の改善に十分な効果が期待できそうです。とくに

喉ツッカエ型の方は積極的に摂ってください。

また、下痢のときには控えたほうがいいですが、便秘がちな方には七味唐辛子もおすすめです。七味唐辛子は漢方薬を食事で摂ることを目的に誕生したもので、陳皮（乾燥させたみかんの皮）、シソ、生姜など、病名のつかない心身症の方に処方する漢方薬と重なる成分が含まれています。

コラム

★季節と食事★

季節によって体調や気分に変化が起こるのは当たり前のこと。季節のサイクルに合わせて自律神経は必死に働いています。その働きをサポートする食事を摂ることで、一年を通じて快適に過ごしやすくなります。

ご自身のタイプにそった食事を中心にした上で、季節の食材を加えて変化をつけていくと、より体調を整えやすくなります。

春はポカポカ陽気のイメージがあるかもしれませんが、三寒四温というくらいですから、暑さと寒さが交互にやってきて、日によっては昼と夜の気温差が10度以上になることもあるほど。自律神経にとっては過酷な季節で、春に心の不調が顕在化するケースが大変多く見受けられます。

中医学では、春一番などの強い風「風邪《ふうじゃ》」が、皮膚トラブルや花粉症などのアレルギーを引き起こすと考えます。春は環境の変化が大きく、そのストレスは五臓のなかでも「肝」の働きを悪くします。肝は「血液の貯蔵庫」として働き、精神面の安定にもかかわりがあります。春は風邪を追い払う辛味のある食材と、肝の働きを助ける食材で血を補うことが大切です（口絵の早見表参照）。

風邪を追い払う辛味食材：菜の花、玉ねぎ、ニラ、うど、ゴボウ、からし菜、三つ葉、クレソン

肝の働きを助ける食材：ほうれん草、小松菜、春菊、セロリ、アサリ、シジミ、ごま、ヨモギ、梅

夏の暑さによって大量の汗をかくと、気・血・水が消耗し、疲労感、夏バテ、熱中症の原因となります。五臓のなかでは「心」の働きを乱し、不眠、動悸、イライラを引き起こします。暑い夏は、体内の熱を冷まし、心の働きを助ける食材で失われがちな気を補って、ひと夏を乗り切るパワーを養いましょう。

冷暖房を使うと、室内と屋外での気温差が大きいので、体温の調節をつかさどる自律神経の働きが追いつかず、気分が不安定になることがあります。

梅雨どきは湿度が上がるため、水はけが悪くなって耳鳴りやめまいなどの症状が起こりやすいので、利尿作用のある夏野菜がおすすめです。

体の熱を冷ます食材：枝豆、ゴーヤー、ズッキーニ、きゅうり、冬瓜、とうもろこし、らっきょう

心の働きを助ける食材：スイカ、トマト、にんじん、レタス、ナス、卵、ウーロン茶

秋は空気が乾燥し、咳や皮膚のカサつきなど、「燥邪《そうじゃ》」が乾燥によるトラブルを招きます。五臓のなかでは「肺」がもっとも乾燥の影響を受けやすく、呼吸器系トラブル、免疫力低下、便秘などの不調を引き起こします。

春夏は元気なのに、涼しくなる秋から冬にかけて、人が変わったように元気がなくなって無気力になる「季節性感情障害」に悩む人もいます。秋は、体に潤いを与え、肺の働きを助ける食材を摂りましょう。

潤いを与える食材：大根、レンコン、山芋、イカ、豚肉、柿、梨、イチジク、白ごま

肺の働きを助ける食材：里芋、栗、百合根、白菜、シソ、生姜、柚子

中医学で冬は「寒邪《かんじゃ》」といい、熱エネルギーを奪い取って体を冷やします。そのため、風邪、腹痛、肩こりや腰痛などの痛みなど、冷えが原因のトラブルが増えます。五臓のなかでは「腎」に負担のかかる季節でもあり、「生命力の貯蔵庫」ともいわれる腎もまた冷えを嫌います。冬は体を温め、腎の働きを助ける食材を摂りましょう。

体を温める食材：えび、鶏肉、玉ねぎ、ネギ、生姜、ニンニク、くるみ、シナモン

腎の働きを助ける食材：鮭、あじ、黒米、黒ごま、黒豆、黒きくらげ、昆布、ニラ

第8章

食事の効果を高めるアンチエイジング法

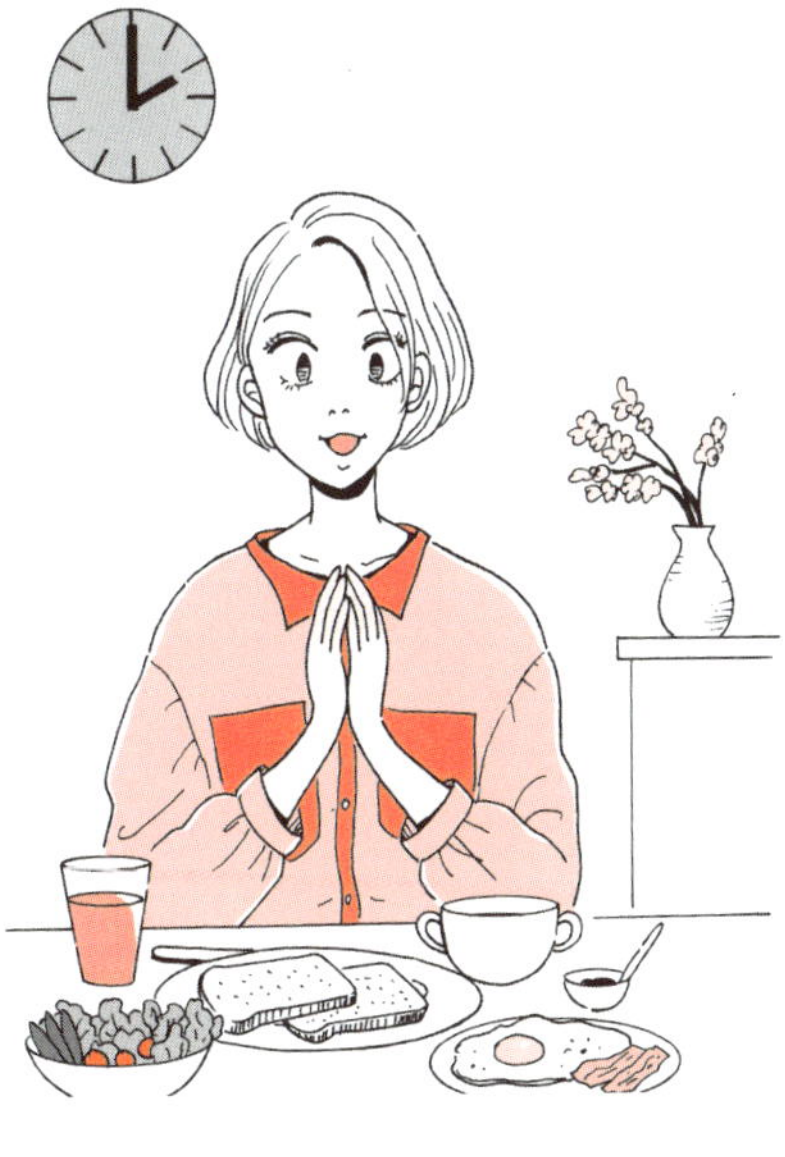

「治療が三分、養生が七分」の原則

この章では、タイプ別におすすめした食材の効果をさらに高め、栄養が栄養としてきちんと体にゆきわたるための食事法・生活習慣術についてお伝えしていきたいと思います。

中国では昔から「治三分、養生七分」と言われ、読んで字のごとく、病気に対する薬や鍼灸などの治療はどれほど効果が高かったとしても病気を回復させるのは3割までで、あとの**7割は養生にかかっている**という意味です。

日本の儒学者・貝原益軒の記した『養生訓』にもある通り、養生とは、簡単にいえば腹八分目の食事と規則正しい生活習慣のことで、食べ物と日頃の習慣こそが生命を養う養生であり、病気の予防になると同時に自己治癒力を高めると考えます。

東洋医学における養生法にはいくつかの項目があります。

- 「運動養生法」　適度な運動の心がけ
- 「調神養生法」　ストレスや怒りなどを溜め込まない
- 「起居養生法」　早寝早起きなど規則正しい生活

・「食養法」　腹八分目の体をいたわる食事
・「四季養生法」　四季に合わせた養生を行うこと
・「薬膳養生法」　生薬で足りないものを補い、健康を保つ

どの項目も、健康を語るときに言い尽くされた当たり前のことばかりのように感じますね。しかし、現代人の忙しく、便利なものに囲まれた生活のなかでは、この当たり前ができないからこそ、昔にはなかった心身の不調が増えてきているともいえます。

いくら病院でよい薬を処方してもらったところで、普段の食事・生活習慣で体を痛めつけていては不調はなかなか消えません。

食べすぎないことがすべての養生の基本

『養生訓』にも「食事は腹八分目まで」と記されていますが、現代医学でも食べすぎないことが健康の秘訣であることが証明されています。

アメリカのウィスコンシン大学によるサルの老化研究で、カロリー制限をせずに育ったサルと30％のカロリー制限をしたサルを比較したところ、後者のほうが年老いても明らか

に毛並みがよく皮膚にもつやがあって若々しく、寿命も長かったという結果が出ています。

日本では、似たような実験を金沢医科大学の古家大祐教授が行っており、男性4名が7週間にわたり、25%のカロリー制限をした食事を摂ったところ、若返り遺伝子であるサーチュイン遺伝子が活性化していたということです。

健康で、若々しく、長生きするには腹八分目の食事。それがわかっていても、「腹八分目で箸を置くのは難しい」という方も多いでしょう。しかし、過食は百害あって一利なし。食べすぎは胃腸に深刻なダメージを与えます。

ここでひとつ質問です。

あなたには空腹の時間がありますか?

現代人は、本当の空腹を忘れてしまっている人だらけです。お腹がグーッと鳴った程度では、本当の空腹とは呼びません。というのも、食事から1時間半くらい経ったころに、胃の掃除をするための強い収縮が起こります。このとき、お腹がグーッと鳴ることがあります。もし、これを空腹だと思って食べ物を口に入れてしまうと、胃は掃除を中断して、消化・吸収のために働きます。これが繰り返されると胃の大掃除ができず、食べかすが溜まっていく一方です。胃の温度は体温よりも高い37度くらいといわれます。37度の炎天下に食べ物を置いておけばすぐに腐るように、食べカスは胃のなかで腐敗して毒素を撒き散らし……なんて考えるだけで怖くなってきますね。

食べすぎの最初の矯正法として、**これから3日間は、「ちょっとお腹空いたな」という〝空腹感〟は無理矢理にでもやり過ごし、〝本物の空腹〟がやってくるのを待ちましょう。**

いつも昼食は12時と決めている人も、自分で決めたルールは一旦忘れて、それが午後2時になろうと3時になろうとも、〝本物の空腹〟がやってきてから次の食事を摂ります。

空腹になると胃からグレリンという空腹ホルモンが分泌されてミトコンドリアが活性化され、エネルギー代謝がよくなるので、それだけで肥満予防にもなります。

こうして、一度、本物の空腹を体感すると、自分が今までどれだけ食べすぎていたかが簡単に自覚できますし、腹八分目を体で理解できるようになります。

もうひとつの食べすぎないコツは、1〜10の満腹グラフがあったとしたら、「八分目まで食べていいんだ」というよりは、**お腹がしっかり空いてマイナスになったぶんを、腹二分目くらい食べて戻すという感覚でやる**ことです。

とくに長年食べすぎていた人は満腹中枢が麻痺してしまっていて、本人的に腹八分目はこんなものだろうと思っても、かなり食べている場合が多くあります。空腹の感覚をきちんとつかみ、腹二分目感覚で取り組むとどんどんやせて不調も消えてきます。

これに慣れると軽い空腹感が気持ちいいですよ。過食で痛めつけられていた胃腸が本来の働きを取り戻してきますし、心も体も軽やかになってきます。

時間栄養学から見た最良の食事法

空腹感をきちんと体でつかんで食べすぎがおさまってきたら、1日のなかでの食事のタイミングを意識してみましょう。

2017年のノーベル医学・生理学賞は体内時計の研究者に授与されました。体内時計というのは、24時間周期のリズムをつくりだすために体に備わっているメカニズムのことです。体内時計の調整役として食事が重要な役割を果たしていることから、体内時計と食・栄養との関係を研究する「時間栄養学」が、近年、注目されています。

この時間栄養学の観点から見ると、**1日3食がベスト**、というのが結論です。とくに重要なのは朝食を摂る時間で、起床してから1〜2時間以内に食べるのが理想といわれます。朝食を摂ると時計遺伝子が目覚め、体内時計のリズムが整いやすくなります。

現代は夜になっても明るく、夜中でも食事を摂ることができ、時間に関係なくスマホやパソコンが手放せません。こういう生活をしていると「社会的時差ボケ（ソーシャル・ジェットラグ）」が起こりやすく、体内時計はどんどん狂ってしまい、まさに時差ボケのように日中でも頭が働かずにボーッとしたりやる気が出ないといったことが起こり、この状態が長引くと心の不調を招きます。体内時計をリセットするには、起床後に朝日を浴びる方法もありますが、朝食を摂って体の隅々にまで栄養をゆきわたらせることが何よりも大切です。

昼食と夕食を摂るタイミングの鍵を握るのは、時計遺伝子のひとつがつくるタンパク質「BMAL1（ビーマルワン）」で、主に脂肪の合成を促す働きをします。このビーマルワンの量は1日のなかで変動していて、一番多くつくられるピークは午前2時で、**午前10時から午後4時の間は量が少なくなります。**午後2時くらいがもっとも少ないとも言われています。つまり、おいしいもの、好きなものを食べるならこの時間帯が狙い目なのです。

よくありがちなのは、ダイエットをしているからと昼食を控えめにして、そこで我慢したストレスからくる反動で夕食にドカ食いをしてしまうパターンです。これではビーマル

1日のうちのビーマルワンの量（相対値）

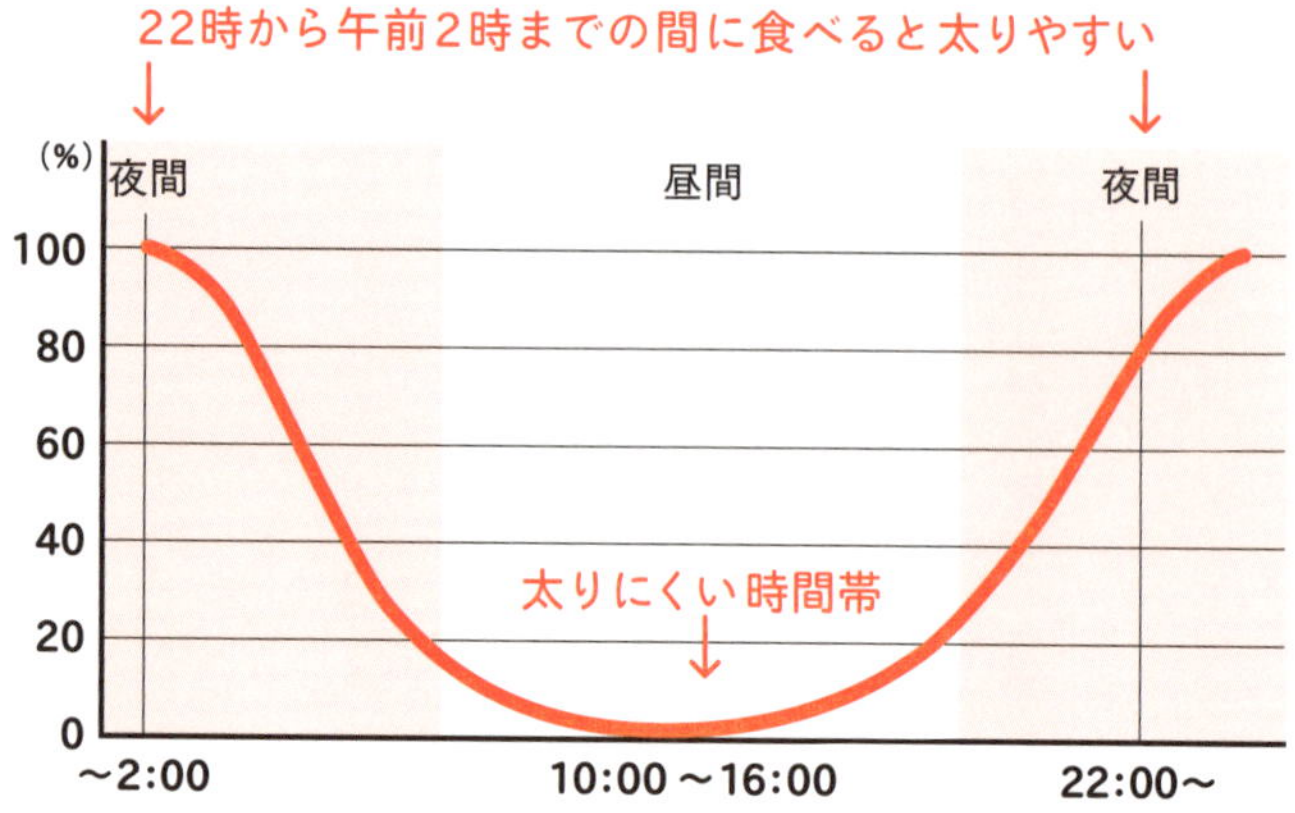

ワンの働きとは真逆の食生活で、ダイエットがうまくいくはずがありません。

もちろん、昼であっても高脂肪の食事をお腹いっぱい食べることはおすすめしませんが、食べたいものは昼食で食べて気持ちを満たし、**夕食はご飯をお茶碗の半分程度にとどめ、タンパク質と野菜を中心にした消化のよい食事ですませる**のがベストな方法です。

夕飯は就寝の3時間前までにはなるべくすませましょう。寝る直前に食べると血流の多くが消化器の活動に奪われ、眠りの質がガクンと落ちてしまいます。「食事制限」ではなく、心地よく眠るために軽めにしようと、前向きな気持ちで臨むと習慣化しやすいでしょう。

自らの「気づき」が食行動を変える

ダイエット外来で診察していると、患者さんたちから「先生、お酒は毎日飲んでもOKですか?」「間食にアイス食べてもいいですか」「朝食にパンを食べてもいいですか」などさまざまなことを聞かれます。

すべてに、「もちろんいいですよ」とお答えしています。

私に聞いてくる時点で「食べたい!」という強い願望があり、期待する答えをご自身のなかにすでに持っているのです。そこに私が、「○○なんて駄目ですよ」と否定したり、「1個だけにしておきましょう」と食事の制限をしても、ほとんどのケースで失敗するか、ひととき改善されたとしてもすぐにもとの生活習慣に逆戻りです。どれだけ医者が親身になってアドバイスしようとも、食の決定権は患者さんにあります。医者が強制できるものではないのです。

しかし不思議なもので、「何でも食べていいですよ」といったん受け入れてあげると、やがて**患者さん自身が気づきを得て、食行動が変わってきます。**「先生にいいよと言われたけど、やっぱりお酒を飲まないほうが調子がいいから、お酒は週2日だけにしてみました」「パスタやパン食の代わりに、最近お肉を食べるようになりました」など、自らの体の声に耳を傾けて、考えて食べるように変わっていくのです。

行動療法の観点から見ても、自分自身の「気づき」による食行動の変化は、もっとも合理的で長続きします。それがわかっているので、私は気づきのきっかけになるようなアドバイスはしても、糖質は何グラムまで、といったような細かなルールはもうけません。

また、患者さんが試したくなるような、世の中でブームになる健康食材は数多くありますが、万人にいい作用をもたらすものはほとんどありません。繰り返しこの本で述べてきたように、ご自身のタイプや年齢、体調によって最適の食事法は変わるからです。

たとえば単純に朝は一律に炭水化物を抜けば健康になれる、というものでもありません。朝食で糖質をカットすると1日調子がいいという人もいれば、逆に、朝きちんとご飯を食べることで昼や夜の食事量をうまくコントロールできる人もいます。自分がどちらのタイプであるか、それは**ご自身で試して、発見して、納得したほうがいい**のです。

朝にヨーグルトや納豆を食べると1日調子がよくなる人、あるいは味噌汁や梅干しスープのような汁物のほうが調子がよいという人、バナナや柑橘類、野菜ジュースのほうがお通じもよく気分が上がるという人、さまざまです。

よく、「先生、牛乳は飲んでいいんですか？」と聞かれます。牛乳のカゼインが腸に炎症を起こすのではないかと心配されているようですが、医学的に明確に解明されていることではありませんので、過剰に意識する必要はありません。牛乳を飲んでお腹がゴロゴロするようなら体質に合っていないからやめたほうがいいですし、元気になるように感じるならその方には合っているといえるでしょう。

「１９７５年の家庭食」は理想のバランス

厳密なルールはもうけていませんが、主食・主菜・副菜のバランスを気にされる方に、ひとつの目安をお伝えするとすれば「１９７５年の家庭食」です。一汁三菜の日本の伝統的な和食にちょこっと洋食が加わったこのころの食卓は理想的な栄養バランスです。ご飯、味噌汁などの汁物、ひじきや納豆といった和食の副菜に、お肉料理や卵料理などの洋食の主菜を組み合わせるのがおすすめです。もちろん、和の主菜に洋の副菜を組み合わせてもいいでしょう。

特定の食材のみに偏らず、少しずついろんなものを食べるのがトータルで栄養の吸収効率もよく、バランスがとれます。

各タイプの推奨食は必ず毎日食べましょうという意味ではなく、こうした和食の基本型を目安にした上で週何日かプラスしていくとよいでしょう。もちろん、腸内環境を日々整えてくれる味噌汁や納豆、ヨーグルトといった基本食を毎日摂るのは望ましいことです。

最良の食事とは、すべてオーダーメイドの世界です。

本書でご自身の体癖を知ると、どういう環境が苦手か、どういうときに不調が起きやすいか、日々の生活のなかでどういう食材で弱点を補っていったほうがよいかがクリアにわかってきます。推奨のレシピや1日のなかでの食べ方を羅針盤に、どうやったら心身の調子がもっともよくなるか、生活のなかで発見してみてください。

こういう天候のときは頭痛になりやすいな、低気圧や雨のときはこれを食べると痛みが緩和できるなとか、そういう自己分析こそが一番役に立ちます。

食べすぎは禁物ですが、なにも厳しい糖質制限をする必要はありません。夜は炭水化物をお茶碗半分にとどめるだけでも十分な効果があります。

食べ方のコツとしては、食事の最初と最後に好きなものを食べると満足感が得られま

1975年の家庭食

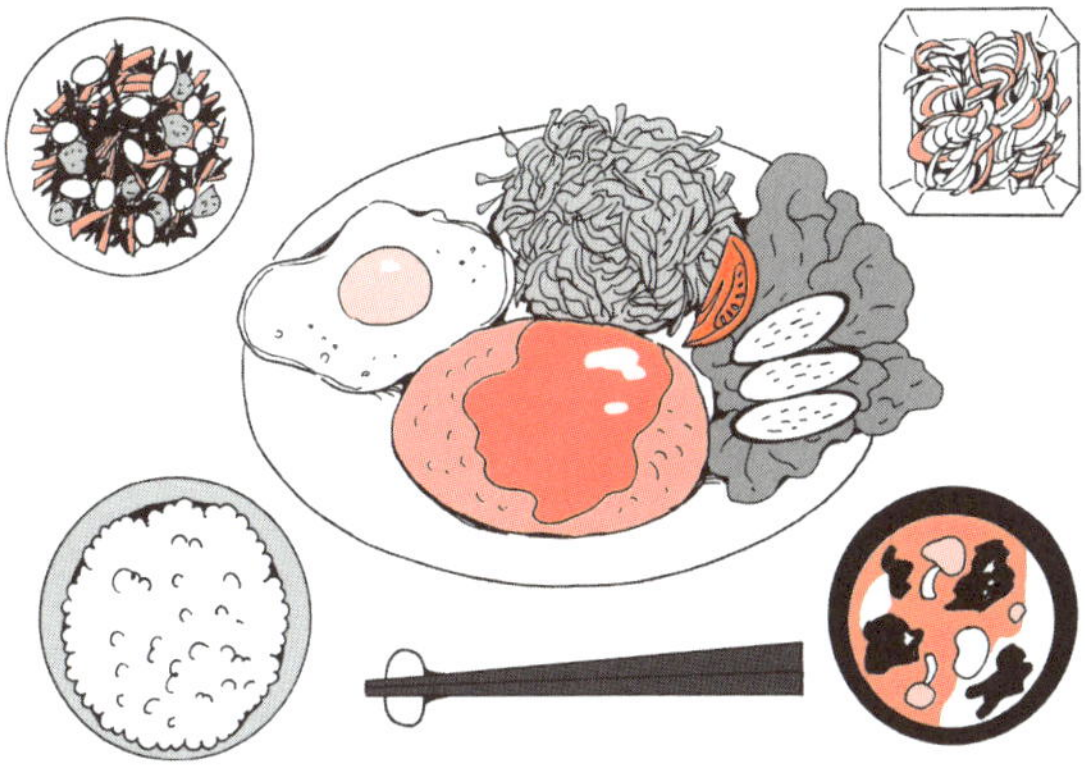

一汁三菜の伝統的な和食にちょっと洋食を加えると、
理想的な栄養バランスに

当時の献立例

主食	主菜	副菜	汁物
ご飯	煮魚・焼き魚・刺し身	ひじき	味噌汁
焼きそば	オムレツ等の卵料理	紅白なます	豚汁
うどん	クリームシチュー・ハンバーグ等の洋食のおかず	煎りこんにゃく	すまし汁
チャーハン	おからの炒り煮・筑前煮などの煮物	ナスのお浸し	野菜スープ
トースト	アサリとキャベツの酒蒸し	納豆	ミネストローネ
サンドイッチ	アジの南蛮漬け等の揚げ物	サラダ	コンソメスープ
丼物	ナスのそぼろ炒め	野菜の和え物	など
など	など	味噌田楽	
		など	

す。血糖値を上げすぎないために、**プロテインファースト&カーボ（糖質）ラスト**を心がけ、肉や魚などのタンパク質→野菜のおかず→汁物→ご飯の順番に食べるとよいでしょう。ただし、実際の食事では野菜とタンパク質が合わさったレシピも多いので、あまりがんじがらめにならず、タンパク質をなるべく先に食べよう、くらいの意識で十分です。

マインドフルネス・イーティング法

ここで、あらゆる食事の養生効果を倍増させるもっとも簡単なテクニックをお伝えしましょう。それはマインドフルネス・イーティングです。日本語にすると、食べる瞑想ということになりますが、やり方はとてもシンプル。**今、目の前にある食事に意識を集中させる**――それだけです。

そんなことをして何の意味があるの？　と思うかもしれませんが、心配性の方は過去に起きたことを不安に思い、未来に思いを馳せては不安を抱き……と、過去や未来ばかり気にしている傾向があります。マインドフルネス・イーティングを行うことは、〝今〟に焦点を合わせる練習であり、また、目の前の物事に意識を集中させることによって気持ちを切り替え、心身を緊張から解き放つ効果があります。

【マインドフルネス・イーティングのやり方】

視覚、嗅覚、聴覚、味覚、触覚で、感じたままを感じたままに受け取ります。

目の前に食事が置かれたら、まずは、食べ物や器の色・形、匂いを感じます。

↓

箸で食べ物をつかんだら、その重さを感じ、口に入れたときの硬さ・やわらかさ、歯ざわり、温度を感じましょう。

↓

ゆっくり、丁寧に咀嚼《そしゃく》をして、嚙むたびに変わっていく食感や音を味わい、喉を通り抜けていく感覚もしっかり感じましょう。

マインドフルネス・イーティングの効用は、メンタルにプラスに作用するのはもちろんですが、**ゆっくり何度も咀嚼することによって胃腸への負担を減らし、また、嚙むことで**

体にプラスの作用をもたらす唾液が分泌されやすくなることもメリットです。

口腔内が乾くドライマウスの治療にガムを嚙むことが推奨されるのは、嚙むことで唾液が分泌されるためですが、唾液には胃腸薬の成分にも使われる「アミラーゼ」、脂質の分解を促す「リパーゼ」という消化酵素、そして、歯や骨の再石灰化を促進する「パロチン」という成長ホルモンなどが含まれています。そのため、唾液は「天然の胃腸薬」とか「天然の若返り薬」などと称されることもあるほど。6タイプのなかではとくに、喉ツッカエ型は唾液の潤滑作用によって食べ物が喉を通りやすくなることが考えられます。

また、嚙むことで三叉神経から脳へ刺激が伝わることから、嚙むことと認知症との関連が指摘されています。東北大学大学院が2003年に行った、宮城県仙台市内に住む70歳以上の方、約1200人を対象とした調査では、健康な人の歯が平均14・9本だったのに対し、認知症の疑いがある人は平均9・4本という結果でした。ほかのさまざまな研究結果を見ても、自分の歯でしっかり嚙むことができる人に比べ、嚙む力の弱い人は認知症になる確率が高くなることは間違いありません。

一口30回を目安に、嚙めば嚙むほど若返ると思って、今そこにある食事を十二分に味わってください。

コラム

★誤嚥性肺炎について★

よく噛むことがアンチエイジングになるもうひとつの理由は、誤嚥《ごえん》性肺炎のリスクを低減するからです。

咀嚼力が落ち、食べたものを飲み込む嚥《えん》下《げ》機能が低下すると、本来、食道へ送られるべき食べ物が気管に入る「誤嚥」が起こります。通常は反射機能が働いて、むせて気管から食べ物を排出しますが、この機能が低下していると食べ物と一緒に細菌などが気道に入ってしまい肺炎を起こします。これが、近年大きな問題になっている誤嚥性肺炎です。

とくにシニア層の方で、喉の異物感や飲み込みにくさを感じはじめたら、よくよく注意が必要です。飲み込む力が弱まっているときは、以下を実践しましょう。

- 喉に張付きやすいのりやワカメ、口のなかをパサつかせる揚げ物やパンは避ける
- 一口でたくさん食べず、よく噛んで飲み込んでから次を食べる
- 背中を伸ばして、アゴを少し引き気味にして食べる
- 胃のなかの食べ物の逆流を防ぐため、食後すぐに横にならない

睡眠の質を上げるには

なかなか寝つけない。寝ても眠った気がしない。朝起きられない。

日本人の5人に1人が睡眠に関する悩みを抱えており、うつ病の人では約9割に不眠の症状があるといいます。「なんだか最近よく眠れなくて、疲れが溜まっている」というのは、うつの初期症状としてよくあるパターンですし、診察室でも眠りに関する相談を受けることがよくあります。

人間の体は眠っている間に、脳と体を休息させ、成長ホルモンを分泌して体のメンテナンスをし、老廃物を除去して体を健やかな状態に保ちます。眠りの問題を放置しておくと心まで疲弊してしまう可能性がありますし、ダイエットや美容の点からも眠りをなおざりにするのはおすすめできません。

睡眠の質を上げるためには、繰り返しになりますが、眠る3時間前までには食事をすませておくこと。胃腸の消化・吸収にエネルギーを奪われると、本来、睡眠中に行われるはずの脳と体のメンテナンスに支障が出てしまいます。

スタンフォード大学睡眠生体リズム研究所の研究によると、**眠りはじめの約90分間に訪れる深い眠り「ノンレム睡眠」こそが睡眠の質を決定づけます。**この約90分間に、夜間の成長ホルモンの70〜80%が分泌され、このノンレム睡眠が乱れると、その後何時間眠ろうともいい睡眠にはならないという結果が出ています。うつ病の人は最初のノンレム睡眠で深く眠れていないという調査結果もあります。

つまり、この90分間の質を上げるために、眠る3時間前には食事を終わらせておく必要があり、遅めの夕食になるときほど、脂身の多い肉、揚げ物、ラーメンなど消化に時間のかかる食べ物は避け、なるべく消化のいいものを食べたほうがよいといえます。

また、睡眠の質を上げるには、やはり、眠る直前までスマホなどの液晶画面を見て、ブルーライトを浴び続けないことが大切です。脳が興奮状態になって深く眠れなくなりますす。じつは、筋トレなどでも脳が興奮して交感神経の働きを高め眠気を遠ざけてしまうので、夜運動している方は、眠る90分前までには終わらせておきましょう。

もうひとつのポイントとしては、体の内部の「深部体温」と体表面の「皮膚温」の差が小さくなるほど眠気は強まります。就寝する90分前までに入浴して深部体温を上げ、そこから徐々に下げていくことでスムーズな入眠が手に入ります。

心や体に不調を抱えている人は、自律神経のコントロールがうまくいかなくなっているケースも多いのですが、眠りというのは交感神経と副交感神経を切り替える最大のもの。毎日バラバラの時間に眠るとその切り替えがうまくいかず、体が緊張しっぱなしになって頭イタイタ型の緊張型頭痛を招いてしまう原因にもなります。

10時から深夜2時は眠りのゴールデンタイムとか、美容面に着目してシンデレラタイムなどといわれていた時代もありましたが、それはもう過去のもの。**何時に眠るかより、寝入りばなの90分間の質を上げることが何より重要**で、就寝時間が午後10時でも深夜1時でも、だいたい**いつも同じ時間帯に眠りにつくことが大切**です。

また、睡眠中は副交感神経が優位になり心拍と血圧を下げ、起きているときは上がります。寝不足によってこのバランスが乱れると、起きているときの血圧が上がってしまい胸バクバク痛む型の動悸を引き起こしている場合もあります。

さらに、眠っているときは脳に記憶の定着を行うと同時に、嫌な記憶の削除も行われているため、ささいなことが気になる喉ツッカエ型の方にはとくに、最初の90分間の質を上げることを試してみていただきたいと思います。

自分に合った食事こそが最高のアンチエイジング

願わくば、人生をまっとうする直前まで、身の回りのことの大半は自分でできるように、健康寿命を延ばしてＰＰＫ（ピンピンコロリ）。それが、多くの人が目指す姿だと思います。

健康で長生きするためには、細胞の一つひとつを若々しく保たなくてはなりません。そのためには、炎症性サイトカインを撒き散らす脂肪をつけすぎてはいけないし、血管を傷つける血糖値の乱高下もなるべく避けたいし、免疫力の要となる腸内環境も良好に保ちたいところ。

こう書くと、あれもこれも頑張らなければいけないようなイメージですが、すべての出発点は食です。食べ方さえ間違えなければ、体はしっかりと応えてくれます。

20代、30代までは若さでリカバリーできていたことも、40歳をすぎたあたりから、寝ても疲れが取れにくくなったり、気持ちが不安定になったり、あるいは、暴飲暴食のツケが心身の不調となってあらわれやすくなってきます。

人生の折り返し地点でもある40代、50代は、子供の就職や結婚による独立、両親が亡くなったり老後への不安、高血圧や糖尿病などの生活習慣病など、多くのリスクが降りかかる年代でもあります。また、女性ではちょうど閉経を迎え、数年間は更年期による体内環境の大きな変化に振り回されることになります。閉経は老年期の入り口でもあり、身体的にも大きなストレスがかかります。**ライフステージに応じて不調の出方は変わり、体癖もまた変化してきます。**

こうした心身の変革期ほど、溢れる情報に振り回されることなく、今の自分に必要な食事によって養生できるかどうかが、その後の心身の健康を大きく左右します。

もちろん、人の細胞は毎日生まれ変わっていますから、食養生を始めるのに早いも遅いもありません。**いつからでも、人は生まれながらにして、食によって変わる力を備えています。**その力をより引き出して高めるには、本書でこれまでご説明してきたように不調の出方に応じた食事法でケアすることです。

よく、見た目が若い人は細胞も若いなどといわれますが、それは真実です。不調を抱えていた患者さんの体質が変わって元気になると、肌に潤いやハリが出て、若々しい印象になります。どんなに高級な化粧品やサプリメントよりも、自分に合った食事こそが人生における最大のアンチエイジングです。

この本との出会いを機に、過食と決別し、不調を消して、本来の健康を取り戻しましょう。食事を楽しんで摂ることで、心身はより一層充実したものとなります。

私がいつも診察室で、不調に悩んでいる方に必ずお伝えしている言葉があります。

それは、**「今がピークですよ」**。

一番つらい不調のピークは今。一緒に治療に取り組めば、それ以上ひどくなることはありません。あなたがどんな心身のトラブルに悩まれていたとしても、これからは坂を下るように症状を楽にしていけます。

今ここが改善の出発点。あとは楽になるだけなんだ、という安心感を持ってもらっています。

そしてもうひとつ、私が最初に患者さんにお伝えしている言葉——。

「大丈夫、必ず治りますよ」

これは医者にとって重い一言です。私も若いときはこの言葉が言えませんでした。治療がうまくいかなければ患者さんに責められたり悪い評判がたつ可能性がありますし、場合によっては訴訟リスクだって高まります。

でも医者が腹をくくって「治りますよ」と声をかけることで、患者さんは心から安心して治療に向き合ってくれます。ほんとに治るのかなぁ？　と不安な状態でいるよりも治療効果が高く、早く症状が改善することは、長年の経験から確信を持って言えることです。

こと、明確な病名のつかない、心と体の「もやもやした」不調ほどそうなのです。

「必ず治るんだ」という前向きな気持ちで取り組む患者さんほど、「医者に言われたからこうする」ではなく、自分自身で体の声に耳を傾けます。

どんな食事が自分に合っているか、どうしたら心身の調子を上げていけるか、日々の細やかな「気づき」も起きやすくなります。

症状は今がピークです。

もやもやした心身の不調は食事で必ず治せます。

これが本書と出会ったみなさんへ、私が心から贈るメッセージです。

〈心身症治療3・0〉へ向けて

これまで数多くの健康本を出版してきましたが、統合医療の考え方をベースにした6タイプ別食事法は、私の医療人としての知見をすべて注ぎ込んだ集大成です。本書が生まれた背景には、日本の心身症治療はまだまだ遅れている、という強い危機感がありました。

病名のつかない心身の不調に悩んでいる人は本当に多い。でも、医療の現場ではなかなかそれに対応しきれていません。こと心と体がないまぜになって起こる不調は、外から見たときの症状の出方や自覚症状がさまざまで、西洋医学的な診断名をつけにくく、患者さん自身が複合的なつらさで混乱しています。

心と体を分離して捉えるアプローチでは限界があるのです。

私は、日本の心身症治療の歴史を振り返ってみたときに、大きく3つのステージに分けられると考えています。

〈心身症治療1・0〉は病名のつかない疾患に対してただ対症療法をしていた時代。

自律神経失調症やうつ病が社会的に認知されておらず、心の病は「気のせい」だとか「なまけ病」などと平気で言われていました。メンタルの不調を医師に訴えても、病気につながる検査結果が出なければ「気の持ちようですよ」と諭され、そのまま帰されることも当たり前。

一方で、メンタルの不調とめまいを訴える患者さんには西洋薬で対応できるめまい止め、めまいと動悸があればめまい止めと動悸止め、眠れない方には睡眠薬といったように、診断のつく症状に対してはとりあえず対症療法で様子を見るのが一般的でした。

〈心身症治療2・0〉はベンゾジアゼピン系の抗不安薬がどっと世の中に溢れた「うつは心の風邪」時代。製薬会社が「うつは心の風邪」啓発キャンペーンを1990年代の終わりごろからやりはじめた結果、うつ病は風邪のように一過性のもので、薬を飲めば治る——そんな印象が社会全体に広がっていき、うつ病の認知度が高まると同時に、2000年代に入ると「プチうつ」という新語まで誕生しました。うつ病などの気分障害と診断される人の数は飛躍的に増え、精神科や心療内科だけでなく内科医でもベンゾジアゼピン系の抗不安薬を処方できるようになったことで、抗うつ剤の市場は8年あまりで約6倍にまで大きく成長しました。

現在では、ベンゾジアゼピン系の抗不安薬の依存性が問題視されるようになり、1年以上処方し続けると、処方料が減額されるようになっています。


〈心身症治療3・0〉の私なりのビジョンは、西洋医学×漢方薬の融合です。心身症を治療する上で漢方薬は、副作用が少ない、依存性が少ない、全身の多様な症状に効くという3つの大きなメリットがあります。抗不安薬はその日からすぐ効き、抗うつ剤は1カ月くらいで効きはじめますが、漢方はピタッとその人に合うものが処方できれば1、2週間で明確な効果を実感できます。症状の程度にもよりますが、うつっぽさや不安神経症などの不調が1カ月ほどでかなり軽減する場合も多いというのが何万人もの患者さんと向き合ってきた実感です。

一般的な精神科の治療では、即効性のある抗不安薬をファーストチョイスとして使い、徐々に離脱症状や依存性の少ない抗うつ剤へと切り替えていくため、トータルで見ると治療に短くても3カ月、結局は1年ほどかかることも珍しくなく、結果的に、漢方薬に比べてタイムスケジュールが長くなるケースも多く見受けられます。

漢方薬の場合、緊急性のある方に抗不安薬と漢方薬を重ねて使うことがありますが、西洋薬だけでは得られなかった「体全体が、なんだか調子がいい」という漢方特有の効き方を実感できるため、漢方薬のみへの切り替えが非常にスムーズにいきます。

多くの方は、漢方薬はゆるやかに効くものと思い込んでいるのですが、「病名のつかない」メンタルの不調は漢方×食事療法のほうがより早く安全に治せることも多い。

21世紀の医療のすすむ道は、病名と病名の隙間で見捨てられてしまっていた人たちを安全かつ治療効果の高い方法で救うことにあると私は考えています。

患者さんにとって、今抱えている症状が一日も早く軽減することこそ生活の質の向上、人生の喜びに直結します。その最良の方法とは、**心身をトータルで捉え直し、食事から命を見つめ直す**ことに他なりません。

6タイプの体癖を理解すると、自分の心身がどうしたら一番楽になるか、対人関係や仕事がうまくいくか、生きやすくなるかも見えてきます。本来持っているすぐれた素質が何かに気づき、十全に力を発揮しやすくなります。

体癖を知ることは己を知るだけでなく、他者への寛容さも生みます。自分が苦手だったりイラッとしやすい相手がこのタイプかなと想像できると、許せる部分がきっと多くなるはずです。

体癖は年齢とともに変わることもあれば、大きな病気などを経て、変化することもあります。人生のステージに合わせて一番優先的に消したい不調にフォーカスし、改善することが、心身を若々しく保つ秘訣です。

人は生まれてから死ぬまで、食べることで命をまっとうします。

食事で命は形づくられています。

本書がみなさんの心身に希望と元気がみなぎる助けになれば、これほどうれしいことはありません。

工藤孝文（くどう・たかふみ）
内科医。福岡大学医学部卒業後、アイルランド、オーストラリアへ留学。帰国後、大学病院、地域の基幹病院を経て、現在は福岡県みやま市の工藤内科で地域医療を行う。糖尿病・ダイエット治療・漢方治療を得意とし、NHK「ガッテン！」、日本テレビ「世界一受けたい授業」、フジテレビ「ホンマでっか!?TV」などに肥満治療評論家・漢方治療評論家として出演。『緑茶コーヒーダイエット』『疲れない大百科』『やせる出汁』など著書多数。

イラスト　アオノミサコ
装丁　大久保明子
本文デザイン　上楽 藍
構成　今富夕起

心《こころ》と体《からだ》のもやもやがスーッと消《き》える食事術《しょくじじゅつ》

2019年12月15日　第1刷発行

著　者　**工藤孝文《くどうたかふみ》**
発行者　**鳥山 靖**
発行所　株式会社 **文藝春秋**
〒102-8008
東京都千代田区紀尾井町3-23
電話　03-3265-1211
DTP　エヴリ・シンク
印刷所
製本所　大日本印刷

ISBN978-4-16-391145-8
Printed in Japan